S. FISCHER

ROBERT PFALLER

Zwei Enthüllungen über die Scham

S. FISCHER

Aus Verantwortung für die Umwelt hat sich der S. Fischer Verlag zu einer nachhaltigen Buchproduktion verpflichtet. Der bewusste Umgang mit unseren Ressourcen, der Schutz unseres Klimas und der Natur gehören zu unseren obersten Unternehmenszielen. Gemeinsam mit unseren Partnern und Lieferanten setzen wir uns für eine klimaneutrale Buchproduktion ein, die den Erwerb von Klimazertifikaten zur Kompensation des CO_2-Ausstoßes einschließt.

Weitere Informationen finden Sie unter:
www.klimaneutralerverlag.de

FSC
www.fsc.org
MIX
Papier aus verantwortungsvollen Quellen
FSC® C083411

Originalausgabe
Erschienen bei S. FISCHER

Satz: Dörlemann Satz, Lemförde
Druck und Bindung: CPI books GmbH, Leck
Printed in Germany
ISBN 978-3-10-397137-8

»Als er [Diogenes von Sinope] einen Jüngling erröten sah, sagte er: ›Mut, mein Sohn, das ist die Farbe der Tugend.‹«

Diogenes Laertios, Leben und Meinungen berühmter Philosophen, VI: 54

Inhalt

Erste Enthüllung:
Die Scham ist nicht »außengeleitet«.

Zweite Enthüllung:
Die Scham beruht nicht auf einem Zuwenig, sondern auf einem Zuviel. Die Scham kommt von unten, nicht von oben.

Einleitung

Immer mehr Menschen bekommen es derzeit mit der Scham zu tun. Viele finden sich gesellschaftlich an den Rand gedrängt und schämen sich darum. Viele aber sind andererseits auch zunehmend exponiert – gegenüber einer unbekannten Öffentlichkeit, vor allem in den sogenannten »sozialen« Medien. Zudem entstehen neue Bemühungen um erhöhte Achtsamkeit gegenüber vermeintlich fragwürdig gewordenen Praktiken, Wünschen oder Zuständen: Man spricht von »Fleischscham«, »Zuckerscham«, »Flugscham«, »Autoscham«, »Plastikscham«, »Bauscham«, »Trägheitsscham«, »Social-Media-Scham« – ja zuletzt auch von »Impfscham«, »Corona-Scham« oder auch »2G-Scham«.[1]

So schämen sich immer mehr Menschen für immer mehr Dinge, die es entweder zuvor nicht gab oder mit denen sie früher vielleicht ohne Bedenken und ohne schmerzliche Konsequenzen gelebt hätten; ja sogar für Dinge und Handlungen, auf die sie – wie beim Tragen von Pelzmänteln, im Besitz eines Hauses oder beim Verpacken von Geschenken – früher wohl stolz gewesen wären.

Ebenso aber schämen sich viele Leute auch zunehmend in Bezug auf andere Menschen – sei es nun *für* sie, oder sei es *anstelle* dieser anderen, durch sogenanntes »Fremdschämen«. Nicht immer jedoch zeugt diese fremdbezogene Scham von erhöhter Sensibilität oder von Zartgefühl. Oft bildet sie auch eine Waffe in einem neuartigen Typ von politischer Auseinandersetzung.

1. Die Scham als Luxusartikel. Eine Maske verhohlenen Stolzes

> *»Wer sich selbst verachtet, achtet sich doch immer noch dabei als Verächter.«*
>
> Friedrich Nietzsche ([1886]: 73)

Der Titel von Léon Wurmsers großer Studie »Die Masken der Scham«[2] bezeichnet eine scharfsinnige Erkenntnis: nämlich dass die Scham sich – wie es ihrem schamhaften Wesen entspricht – oft unter anderen Gestalten versteckt, die ihr als Maske dienen: So erscheint sie zum Beispiel als Kälte, Arroganz, Angeberei, Exhibitionismus oder auch Aggression.[3] Wurmsers Erkenntnis hat wohl die Tür aufgestoßen zur Einsicht, wie oft die Scham im Alltagsleben anzutreffen ist und welche bedeutende Rolle sie darin spielt. So ist mit etwas Verspätung in den letzten Jahrzehnten, in der Nachfolge von Wurmsers Entdeckung und nach merkwürdig langem Schweigen der Theorie, eine umfangreiche Forschung und Literatur zum Thema entstanden.

Wurmsers Titel kann aber auch in die entgegengesetzte Richtung gelesen werden – im Sinn des »genitivus subiectivus«. Denn die Scham wird nicht nur oft von etwas anderem maskiert; sie ist vielmehr mitunter auch selbst eine Maske für etwas anderes.[4] Dies ist die Gestalt, in der wir sie gegenwärtig vorwiegend beobachten können: als eine Maske, hinter der sich zum Beispiel ein gewisser Stolz verbirgt. Man ist stolz, dass man so viel Schamgefühl, so viel Sensibilität, Achtsamkeit und Sinn für das Peinliche besitzt; und darum trägt man seine Scham nun auch ähnlich selbstbewusst zur Schau wie früher eine exklusive Armbanduhr oder eine teure Handtasche. Die Scham steht offenbar auch deshalb gegenwärtig so sehr im Rampenlicht, weil sie ein Luxusartikel geworden ist, ein Distinktionsgut. Sie schmückt jene Menschen, die sich so etwas Kostbares leisten können und sich dadurch als etwas Besseres zu erkennen geben möchten. Schließlich muss man schon einiges besitzen, um »Flugscham« empfinden zu können – im Vergleich etwa zu jenen nicht wenigen, die in ihrem Leben überhaupt noch nie in einem Flugzeug gereist sind. Auch »Autoscham« ist nur für jene Menschen erschwinglich, die so wohnen, dass sie leicht mit öffentlichen Verkehrsmitteln oder mit dem Fahrrad ihre lebenswichtigen Wege erledigen können; ein Vorteil, über den die meisten ländlichen Pendler oder Bewohner von urbanen Außenbezirken leider nicht verfügen.

Die meisten aktuellen Formen von Scham, die in neuen Wortschöpfungen wie den eingangs genannten ihren Ausdruck finden, gehören zu diesem Typus eines – oft recht dünn – maskierten Stolzes. Auch in dieser Oberflächengestalt aber lohnt die Scham eine eingehendere Betrachtung. Denn auch sie liefert wertvolle Hinweise über das, was die Scham ausmacht und was von vielen bedeutenden Theorien regelmäßig verkannt wurde. Zwei große Irrtümer, deren Folgen immer gleich mehrere wissenschaftliche Disziplinen erfasst haben, sollen in diesem Buch beleuchtet werden: (1) der Irrtum vom angeblich »außengeleiteten« Charakter der Scham (im Gegensatz zur »innengeleiteten« Schuld«) sowie (2) der Irrtum, die Scham bestünde in einer vom Über-Ich ausgeübten Bestrafung des Ich für dessen Verfehlen eines Ideals. Bevor diese beiden Irrtümer dargestellt und kritisiert werden, soll ein kurzer Parcours die aktuellen, für die Gegenwart charakteristischen Gestalten der Scham veranschaulichen.[5] Dabei sollen erste Indizien gesammelt werden, die bei der Aufhebung der beiden genannten, bis heute wirkmächtigen Irrtümer hilfreich sein könnten.

Konsumscham

Ein großer Teil aktueller schamhafter Regungen bezieht sich auf das Gefühl, zu viel oder das Falsche zu konsumieren.[6] Viele »less-is-more«-Initiativen lehren die Angehörigen oberer urbaner Mittelschichten, dass man, sofern man über gute Informationen und ein dichtes Netz an Sozialkontakten verfügt, viele Dinge, darunter auch Geld, nicht mehr im üblichen Ausmaß zu besitzen braucht – zum Beispiel, weil man sich den Besitz einer selten gebrauchten Bohrmaschine ja teilen, weil man manche benötigte Leistungen wie Massieren gegen andere Leistungen wie Spanischlernen tauschen, oder weil man benötigte Gebrauchsgegenstände wie Taschen oder Kleinmöbel durch »Upcycling« von Abfallmaterialien herstellen kann. Mit viel *high-tech*, guter Vernetzung und hochqualifiziertem Erfindungsgeist ermöglichen manche Kreativberufler sich derart ein Bild einfachen Lebens. Immerhin geben sie damit zu denken. Denn sie eröffnen auf diese Weise nicht zuletzt auch eine gewisse Perspektive auf ihre vermeintlichen Vorgänger in der Antike – wie etwa den legendären kynischen Philosophen Diogenes von Sinope, der im Fass gewohnt, ja sogar noch seine Trinkschale weggeworfen haben soll, als er einen Hirtenjungen aus der hohlen Hand trinken sah.[7] Vielleicht waren ja schon die antiken Kyniker, die den Namen ihrer Schule von den Hunden bezogen, die sie sich zum Vorbild eines schlichten, scham- und vorurteilsbefreiten Lebens nahmen, nicht ganz so mittellos, wie sie ihre Umgebung sowie die Nachwelt glauben machen wollten, sondern schwammen gleichsam geschickt an der Oberfläche eines sie umgebenden urbanen Wohlstandes. Andererseits jedoch deuten manche der überlieferten Äußerungen doch in eine andere Richtung. So zum Beispiel zwei, die Diogenes von Sinope zugeschrieben werden:

> »Als er einst auf dem Markte Onanie trieb, sagte er: ›Könnte man doch den Bauch auch ebenso reiben, um den Hunger los zu werden.‹«[8]

sowie

> »Als man ihm vorrückte, daß er auf dem Markte gegessen habe, sagte er: ›Habe ich doch auf dem Markte auch gehungert.‹«[9]

Solche Belege dokumentieren Erfahrungen der Entbehrung, die den meisten heutigen Hipster-Lebenskünstlern doch recht fremd geblieben sein dürften.

Der Impuls, im Gegensatz vielleicht noch zu der einer Mangelwirtschaft entstammenden Eltern- oder Großelterngeneration, den eigenen Konsum kritisch und schamhaft zu überdenken und ihn »postmaterialistisch« einzuschränken, entstammt vor allem dem Programm der »mündigen Konsumenten« oder »prosumers«,[10] die darauf abzielten, durch bewussten Konsum auf die Herstellungsbedingungen von Produkten Einfluss zu nehmen. Als sich ab Mitte der 1980er Jahre die politische Gestaltungskraft westlicher Staaten im Schwinden befand und diese nicht mehr in der Lage oder gewillt schienen, die großen Konzerne auch nur in den elementarsten Fragen zu lenken, entstand die Hoffnung, die Konsumenten könnten dies an ihrer Stelle leisten. Firmen, die zum Beispiel die Umwelt verschmutzten oder Minderjährige als Arbeitssklaven oder Kindersoldaten einsetzten, sollten mit der Waffe des Einkaufskorbes dafür bestraft werden. Freilich erwies diese Strategie sich bald als schwierig durchführbar, denn sie verlangte von den Konsumenten umfassendes Wissen über die gesamte Wertschöpfungskette sämtlicher von ihnen benötigter Güter (ein Wissen, das oft nicht einmal die jeweiligen Hersteller selbst besaßen). Außerdem entstanden Dilemmata hinsichtlich der politischen Prioritäten: Sollte zum Beispiel die Mode lieber »ethical«, also einwandfrei hinsichtlich der Behandlung der eingesetzten Arbeitskräfte sein, oder aber lieber »ecological«, also möglichst umweltfreundlich hergestellt und nach Gebrauch wieder biologisch abbaubar?[11] Zu allem Unglück waren auch diese Fragen selbst wieder bestimmten Moden unterworfen und von den Herstellern geschickt kommerzialisierbar. So konnte man zum Beispiel in bestimmten kalifornischen Modegeschäften eine Zeitlang keine Sportschuhe kaufen, ohne dass damit zugleich ein zweites Paar an ein afrikanisches Kind ging. Ob diese Kinder wirklich am dringendsten solche Sportschuhe benötigten, oder aber nicht doch eher Zugang zu sauberem Trinkwasser, Nahrung, Gesundheitsversorgung und Bildung, blieb freilich dahingestellt.

Immerhin hinterließ diese postmoderne Politisierung der Konsumenten eine tiefe Spur im Bewusstsein westlicher Bevölkerungen. Kaum jemand ist noch imstande, jemals ohne den Schatten eines Zweifels ins Einkaufsregal zu greifen, und kaum ein Einkauf verläuft noch ganz reibungslos, ohne zumindest eine Spur von dunkel geahnter Scham zu hinterlassen. Als Hinweis für die Theorie liefert all dies immerhin bereits die Andeutung, dass solche Scham angesichts eigener Bedürfnisse nicht das Problem eines Mangels, sondern vielmehr das eines Überschusses darstellt – wie ja die ganze Problematik insgesamt typisch für Überflussgesellschaften ist. Wir werden auf diesen Punkt im zweiten Kapitel dieses Buches (das der zweiten Enthüllung über die Scham gewidmet ist) ausführlicher zurückkommen.

Verbrauchsscham

Verwandt mit dem Problem der Konsumscham sind alle aktuellen Formen der Scham, die den Umstand betreffen, dass Menschen sich selbst als Faktoren eines obszönen Verbrauchs begreifen. Dazu gehört zum Beispiel die Scham angesichts eines ungünstigen ökologischen Fußabdrucks. Vielen, auch solchen, die keine überzeugten Anhänger von »Fridays for Future« sind, mag diesbezüglich der zornige Ruf Greta Thunbergs »How dare you?« in den Ohren hallen.[12] Sie überdenken dann zum Beispiel, ob sie wirklich ein so schweres oder so stark motorisiertes Auto brauchen, oder ob es ein halb so schweres oder halb so starkes (oder sogar auch ein dank elektrischer Zusatzmotoren stärkeres, aber eben verbrauchsärmeres) nicht auch tun könnte.

Ebenso gehören in diese Gruppe die weitverbreiteten Versuche der sogenannten »Selbstoptimierung«, die als (möglicherweise kontraphobische) Reaktion auf die Scham über vermeintlich übermäßige Trägheit oder Bedürftigkeit des eigenen Körpers gedeutet werden können. Auch die zunehmende Verachtung von Menschen, die ihre eigene Gesundheit durch ungesundes Essen, Rauchen, Alkoholtrinken, zu wenig Bewegung (oder aber auch zu viel gefährlichen Sport) gefährden, gehört hierher. Insbesondere das neoliberale Interesse an der Privatisierung von bisher der Allgemeinheit und der gesellschaftlichen Solidarität gewidmeten Sektoren wie des Gesundheitswesens dürfte hierin seine Wirkung gefunden haben. Das, was Menschen noch in der Moderne als notwendigen, ja vielleicht sogar lohnenden, lustvollen und geselligen Teil ihres Lebens empfunden haben mögen, erscheint nun unter dem Verdacht sozialer Schädlichkeit. Denn nicht mehr der Staat schuldet den Menschen Unterstützung im Krankheitsfall; vielmehr schulden nun, unter dem neoliberalen Diktat der Kosteneffizienz, umgekehrt die Einzelnen der Gesellschaft ihre Gesundheit: damit sie keine unnötigen Belastungen der Gesundheitsbudgets verursachen. Auch all dies verursacht Scham – wenn auch, anders als bei der meist schicken Konsumscham – nicht immer eine stolze, sondern oft eine stille, ihrer selbst sich schämende Variante. Ob der zunehmende Argwohn gegenüber anderen als lustvolle Selbsterhebung über diese oder aber eher als bloßer Ärger erlebt wird, muss ebenfalls offenbleiben.

Dem allen liegt, als zeittypische Bedingung, eine neue Vorstellung vom Mitmenschen in der Gesellschaft zugrunde. Dieser andere wird infolge neoliberaler Propaganda nun nicht mehr etwa als möglicher Partner oder Gefährte der Geselligkeit imaginiert, sondern muss vielmehr grundsätzlich als Gesundheits- oder Sicherheitsbedrohung, als Sozialschädling oder Sexualbelästiger erscheinen – mithin als obszöner »Dieb des Genießens«.[13] Auch dieses opulente Produkt aktueller Einbildung bildet immerhin das für die Theorie aufschlussreiche Motiv eines durch einen *Überschuss*, und nicht etwa durch einen Mangel gekennzeichneten Schamsubjekts.

2. Das Niemandsland der Scham

Betrachtet man die aktuellen Erscheinungsformen der Scham im Hinblick auf die Frage, ob sie eher Masken eines Stolzes oder aber eher sich verbergende beziehungsweise maskierende, unlustvolle Empfindungen sind, so trifft man auf einige Varianten, bei denen diesbezüglich eine gewisse Unentscheidbarkeit besteht. Manche Menschen mögen zum Beispiel froh sein, ein so sensibles und kritisches Empfinden für ihren eigenen Körper oder den der anderen zu besitzen; andere dagegen könnten sich für ihren eigenen Körper, den der anderen oder aber auch für ihr Empfinden selbst in schmerzhafter Weise schämen. Dasselbe gilt für die allgemeinere Form der Seinsscham. Alleine die Selbstoptimierung zum Beispiel kann von einer stolzen Elitenpraxis in eine Form zwanghafter Selbstpeinigung kippen, wenn nicht gar in eine traurige Notmaßnahme der um ihr soziales Abgehängtwerden Fürchtenden. In ähnlicher Weise ist in diesem »Niemandsland« auch nicht immer leicht zu entscheiden, um wessen Scham es sich jeweils handelt. Schämt sich jemand über sich selbst, oder sind es andere, die Scham anstelle von jemandem empfinden,

den sie als schamlos wahrnehmen? Diese Fragen sollen hier vorerst als offene markiert werden. Sie werden wohl in jedem einzelnen Fall neu gestellt und beantwortet werden müssen. Ebendazu aber ist es notwendig, sie zu formulieren und festzuhalten – denn wie der Wissenschaftshistoriker Gaston Bachelard bemerkte: »… im wissenschaftlichen Leben stellen sich die Fragen gewiß nicht von selbst.«[14]

Körperscham

Wie weniges andere gerät der menschliche Körper gegenwärtig zu einem Thema der Scham. Immer mehr Menschen schämen sich entweder selbst in hohem Maß für ihre eigenen Körper, oder sie finden den der anderen peinlich. Die durch Plattformen wie Instagram massiv erhöhte Präsenz von Körperbildern sowie deren verstärkte Rezeption in Zeiten des Homeoffice mag hierbei die Phantasiebildung von Personen, die zur Scham neigen, noch erheblich befeuern.[15] Denn nicht der Körper oder dessen mehr oder weniger verzerrte Wahrnehmung erzeugt Scham. Vielmehr verhält es sich offenbar umgekehrt: Gesteigerte Schamempfänglichkeit sucht sich, wie jede neurotische Disposition, ein »somatisches Entgegenkommen« und dockt am Körper (dessen Wahrnehmung sie verzerrt) an – sei es am eigenen oder an dem von anderen.[16]

Übergewicht und als unvorteilhaft bewertete Körperformen werden nun regelmäßig nicht etwa mit Bedauern und Anteilnahme oder wenigstens mit Diskretion quittiert, sondern rufen Hass, insbesondere im Netz, hervor.[17] Vor allem Frauen sowie Angehörige von Minderheiten und Unterschichten sind davon offenbar massiv betroffen. *Bodyshaming* und *fatshaming* sind darum zu geläufigen Begriffen, auch der deutschen Umgangssprache, für solches Hassverhalten geworden. Mit solchen Bezeichnungen versuchen zahlreiche Initiativen den Betroffenen zu Hilfe zu kommen, um dem Verhalten allererst einen Namen zu geben, es der Gesellschaft zum Bewusstsein zu bringen und es dadurch zu ächten (bzw. es seinerseits zu »shamen«): Nicht die Verachteten sollen sich schämen, sondern die Verächter.

Das Problem der aggressiven, negativen Körperbewertungen wird von den meisten, die ihm begegnen wollen, in der Regel als Problem fehlgeleiteter populärkultureller *Idealbildungen* interpretiert. Unerreichbare, unrealistische Ideale und Idole; das heißt: zu viele dünne Fotomodelle auf den Laufstegen und in Castingshows im Fernsehen; zu viele Film- und Popstars mit schlanken Körpern, zu viele technisch optimierte Selfies in den sozialen Kanälen etc. würden nach dieser Auffassung dazu führen, dass immer mehr Frauen negativen Wertungen ausgesetzt sind und sich schlecht fühlen, und dass junge Mädchen in zunehmender Zahl mit Essstörungen zu kämpfen haben.

Die übliche Antwort auf diese Problemauffassung lautet darum: »Lasst uns andere, erreichbarere Ideale formulieren. Zeigt realistischere Bilder der Frauen in den Medien, die eher dem ähneln, wie durchschnittliche Frauen im Alltag aussehen.« So setzen Modelabels und Firmen für Badebekleidung zum Beispiel vermehrt auf sogenannte »plus-size-models«.[18] Auch die übrige populärkulturelle Industrie zeigt sich problembewusst. Sogar Spielzeugpuppen wie die seit den 1950er Jahren weltweit populäre »Barbie« werden nun »diversifiziert«: Die Barbie wird dementsprechend in Varianten mit unterschiedlichen Körperformen und unterschiedlichem Körperumfang sowie in verschiedenen Hautfarben angeboten[19] (ein Umstand, der die Vertriebe übrigens schon alleine aufgrund der nunmehr vervielfachten Spielzeugschuhgrößen vor erhebliche Schwierigkeiten stellt – was zeigt, mit welchem Ernst die Initiative vorangetrieben wird).

Auch an der kulturpolitischen Front gibt es entsprechende Vorstöße. Postmoderne, von der Theorie Michel Foucaults inspirierte Gruppen kämpfen gegen die alten, unerreichbaren kommerziellen Idole wie gegen alles, was »normierend« wirken könnte.[20] Den von Hass und Körperscham Betroffenen wird durch sogenannte »body positivity«-Initiativen versichert, dass alle Menschen schön seien und dass niemand sich für seinen Körper zu schämen brauche.[21]

Es ist allerdings nicht sicher, ob der Scham auf diese Weise wirklich beizukommen ist. Denn wer sich schämt, tut das nicht absichtlich oder aus Überzeugung. Wie Blankenburg richtig bemerkt: »Man kann gewissenhaft sein wollen, aber nicht schamhaft.«[22] Wenn man gesagt bekommt, man brauche sich nicht zu schämen, dann hört man also vielleicht nicht damit auf. Vielmehr schämt man sich nun möglicherweise doppelt – nicht nur für seinen Körper, sondern auch noch für seine Scham.[23]

Ebenso erscheint ungewiss, ob Fotomodelle, die zeigen, dass man auch schön sein kann, wenn man rundere Formen hat, Personen mit runderen Formen, die sich selbst nicht als schön empfinden, nicht doppelt beschämen: Dann scheint die Ursache des vermeintlichen Übels ja nicht im Dicksein, sondern erst recht bei ihnen selbst zu liegen.

Möglicherweise erliegen die wohlmeinenden Vorstöße der Kulturindustrie sowie die auf »Anti-Normierung« zielenden mikropolitischen Initiativen einem grundsätzlichen Irrtum in der Auffassung des Problems. Erscheint es denn auch nur wahrscheinlich, dass der Eindruck mangelnder Schönheit Hass hervorrufen kann? Oder ist es nicht viel eher umgekehrt: nämlich dass zuerst gehasst wird, und erst dann jemandem zugerufen wird, sie oder er sei hässlich? Man mag sich hier an Benedict de Spinoza erinnert fühlen, der bemerkte, »... daß wir nichts erstreben, wollen, verlangen oder begehren, weil wir es für gut halten, sondern daß wir umgekehrt darum etwas für gut halten, weil wir es erstreben, wollen, verlangen oder begehren.«[24]

Und hat man die Ursachen von Scham richtig erfasst, wenn

man meint, sie entstehe aus dem Gefühl eigener Minderwertigkeit gegenüber einem unerreichbar erscheinenden Ideal?

Der Kampf gegen Ideale und vieles, was als groß und berühmt erscheint, ist ein wiederkehrendes Motiv postmoderner auf Emanzipation hoffender Politiken. Nicht immer erscheint sicher, dass dies einer kritischen Besinnung der Gesellschaften auf ihre geltenden Wertvorstellungen dient. Möglicherweise handelt es sich dabei oft eher um das Symptom einer Reihe von unreflektiert vorausgesetzten Annahmen, deren Exekutierung letztlich das Großwerden aller eher verhindert, anstatt es zu befördern.[25] Aber selbst wenn dieser Kampf in bestimmten Fällen oder Feldern richtig wäre, so ist es doch noch immer eine ganz andere Frage, ob eine Annäherung der Idealbilder an die vertrauten Bilder des Alltags ein geeignetes Heilmittel gegen den Affekt der Scham zu bilden vermag.[26]

Vielleicht ist es zielführender, die Körperscham ähnlich zu begreifen wie die zuvor beschriebenen Formen der Konsumscham und der Verbrauchsscham. Ist das, was den Hass auf die als zu dick wahrgenommenen Körper hervorruft, denn nicht dasselbe Motiv wie dort? Handelt es sich nicht auch hier um den Verdacht eines übermäßigen Genießens auf Kosten der anderen? Scheint es denn nicht, jemand habe zu viel gegessen, so dass andere weniger bekommen;[27] oder jemand könne gar nicht genug kriegen und verbrauche dadurch nicht nur unsere (plötzlich als begrenzt wahrgenommenen) Lebensmittelvorräte, sondern belaste darüber hinaus auch noch unsere (nach den neoliberalen Einschnitten tatsächlich knapper gewordenen) Gesundheits- oder Sozialbudgets in ungebührlicher Weise? Ganz abgesehen von der damit vermutlich verbundenen geringeren Effizienz im Arbeitsprozess,[28] die dann uns, die Kollegen, zur Mehrleistung zwingt?

Die Körperscham und der mit ihr verbundene Hass scheinen also nicht auf einem *Mangel* oder einer *Minderwertigkeit* gegenüber einem Ideal zu beruhen, sondern vielmehr, genau wie Konsumscham und Verbrauchsscham, auf einem vermeintlichen *Überschuss* oder *Übergenuss*.[29]

Seinsscham: Das Leiden an der »ontischen Mitgift«

Nicht nur der menschliche Körper mit seinen Trägheiten, Bedürftigkeiten und Drangmomenten, das sogenannte »Fleischliche«,[30] sondern auch die Psyche mit ihren Wünschen, Begierden und Illusionen sowie der Intellekt mit seinen Irrtümern, Denkgewohnheiten und Erkenntnishindernissen, samt der Geschichte und den Erfahrungen, die alle von ihnen geprägt haben, können zur Scham Anlass geben. Die Gesamtheit dieser »Lasten« bezeichnet der Philosoph Günther Anders als »ontische Mitgift«.[31] Diese umfasst

> »… alles Nicht-Ichhafte überhaupt, alles Vor-Individuelle, welcher Art auch immer, an dem das Ich, ohne etwas dafür zu können, ohne etwas dagegen tun zu können, teilhat; dasjenige, was es, sofern es *ist, auch*-sein, was ihm ›mitgegeben‹ sein muß.«[32]

Denn, wie Anders bemerkt: Man schämt sich eines Seins,[33] und nicht etwa eines Habens oder Tuns. In genau demselben Sinn bemerkt auch Jean-Paul Sartre: »Die Scham enthüllt mir aber, daß ich dieses Sein *bin*.«[34] Solche Scham lässt sich als Seinsscham bezeichnen.

Wenn schon das bloße eigene Sein Scham auslösen kann, so bedeutet dies – und hier besteht der wohl gravierendste Unterschied der Scham gegenüber der Schuld –, dass man sich auch für Dinge schämt, *für die man nichts kann*. Schuldig mag man sich fühlen für Handlungen, die man begangen hat; eventuell auch für deren unbeabsichtigte Wirkungen; sowie andererseits auch für nicht ausgeführte böse Absichten.[35] Aber wofür man sich schämt, ist oft etwas anderes: etwas, zu dem man schuldlos gekommen ist und das zum eigenen Sein, zu dem man keine Wahl hatte, gehört. *»Nicht obwohl, sondern weil er nichts dafür kann, schämt sich der Bucklige des Buckels«*, bemerkt Anders.[36] Doch dieser Buckel ist keine Besonderheit, sondern vielmehr die Regel. Einen solchen Buckel schleppt in gewisser Weise jeder von uns mit sich herum (wie die kluge Redewendung weiß, die von jemandem sagt, er habe schon so und so viele Jahre auf dem Buckel). Denn ein jeder findet sich ausgestattet mit einer Reihe von Bedingungen, Qualitäten, Reflexen und Strebungen, die zwar vollkommen elementar sind, die aber andererseits doch wie überflüssige, verzichtbare Supplemente hinausstehen über den ohnehin übergroßen Bereich dessen, was man lenken und verantworten kann.

Dass man zu essen und zu trinken braucht; dass man defäkieren muss; dass man der Ruhe, der Körperpflege, der Zerstreuung bedarf;[37] dass man sexuell bedürftig sowie hungrig nach Anerkennung und Zuwendung ist; dass man an einem bestimmten Ort und zu einer bestimmten Zeit geboren ist; dass man ein Geschlecht sein eigen nennen und einen Platz in einer Generationenfolge einnehmen muss;[38] ja dass man überhaupt existiert, Raum einnimmt und Luft zum Atmen braucht – all das gehört zu diesem umfassenden Paket »ontischer Mitgift«.

Anders stellt nüchtern fest: »Im Augenblick der Entdeckung dieser ›Mitgift‹ entsteht Scham.«[39] Und er folgert: »›Sich schämen‹ bedeutet also: *nichts dagegen tun können, daß man nichts dafür kann.*«[40] Der aus solcher Ohnmacht folgende Wunsch zielt auf Beseitigung dieses Pakets, für das man nichts kann. Das Ziel der Scham besteht darum nicht etwa in der Umgestaltung der »ontischen Mitgift« und in der Angleichung an irgendein Ideal. Der innige Wunsch lautet, die Mitgift möge nicht da sein. Das »Ideal« der Seinsscham besteht im Nichtsein.

Es erscheint sehr bezeichnend für unsere Zeit, dass dieser

Wunsch weit verbreitet und besonders stark ist. Denn unsere Gegenwart kann mit dieser Dimension ontischer Mitgift offenbar besonders schlecht umgehen. Die neoliberale »*Verantwortlichmachung*« (»Responsibilisierung«) in der Ökonomie – zum Beispiel, dass Menschen sich nicht als Lohnabhängige, sondern vielmehr als Selbständige und als Unternehmer ihrer eigenen Arbeitskraft, als sogenannte »Ich-AGs«, begreifen sollen – besitzt offenbar ihr Pendant im Bereich der Ethik: *Mehr denn je erscheint es unerträglich, dass Menschen irgendetwas an sich haben, wofür sie nichts können.*

Und mehr denn je lassen sich die Dinge (zumindest manche von ihnen) ja verändern! Darum müssen Asymmetrien der Gesichtszüge beglichen und sämtliche übrigen möglicherweise störenden Auffälligkeiten – bis hin zu solchen der Genitalien – durch kosmetische Chirurgie beseitigt werden.[41] Auch die Geschlechtszugehörigkeit darf nicht einfach hingenommen, sondern muss skeptisch überprüft und verantwortet werden. Auch sie lässt sich heute ja verändern – sei es medizinisch oder verwaltungstechnisch. Wer dies nicht unternimmt oder wenigstens zusammen mit seinem Namen seine Wunschpronomina (wie »he / his«) anführt, sondern stattdessen einfach still beim biologischen oder in der Geburtsurkunde zuerkannten Geschlecht bleibt, kann nun in den Verdacht »cissexueller« Bequemlichkeit oder einer opportunistischen Haltung gegenüber der Mehrheit geraten.[42]

Die Gegenwartskultur hat ein Problem mit allem Stofflichen. Dies zeigt sich alleine schon an ihren Präferenzen für alles Temporäre, Veränderbare, Volatile, Virtuelle, Fluktuierende oder Fluide. Von den Individuen verlangt sie darum, nichts an sich zu dulden, für das sie nichts können. Viele Teile des Körpers, und nicht nur die Genitalien, sind dadurch zu Schamteilen geworden; aber auch nicht nur die Körperteile, sondern auch zum Beispiel die Pronomina, die Vornamen und andere institutionelle Seinsanteile der Person.[43]

Viele der zuvor genannten Erscheinungsformen der Scham, zum Beispiel die Verbrauchsscham, lassen sich auf das allgemeinere, existenzielle Prinzip der Seinsscham zurückführen. Die Versuche der Reduzierung des ökologischen Fußabdrucks, des Güter- und Ressourcenverbrauchs und des Besitzes sowie die Selbstoptimierung sind Bestrebungen, den Seinsanteil der Individuen gegenüber dem Anteil ihres Tuns zu reduzieren – sozusagen deren Kosten-Nutzen-Rechnung zu verbessern.

Auch die in den letzten Jahrzehnten vollzogene Neubewertung der ontischen Mitgift Sexualität sowie deren zunehmendes Verschwinden in den westlichen Gesellschaften kann als Teil dieser Entwicklung begriffen werden. Wie Volkmar Sigusch bemerkt, hat diesbezüglich etwa seit Mitte der 1980er Jahre eine Veränderung stattgefunden, die »vielleicht noch einschneidender [war] als die, die mit der sexuellen Revolution einherging«. Sexualität werde heute, so Sigusch, »nicht mehr als die große Metapher der Lust und des Glücks überschätzt und positiv mystifiziert, sondern negativ als Quelle und Tatort von Unfreiheit, Ungleichheit und Aggression diskursiviert.«[44] Die Tatsache, dass es in diesen Dingen in relativ kurzer Zeit zu so drastischen Veränderungen kommen kann, sollte als Hinweis darauf gewertet werden, dass die Sexualität nicht per se und jedenfalls nicht zur Gänze das *pudendum*, das Schamobjekt par excellence ist. Wenn man sie vielleicht auch niemals vollständig von Scham befreien kann (wie es Teile der 1968er-Bewegung erhofft und versucht haben), so gibt es doch offenbar Epochen, die sie unter bestimmten Bedingungen und zu bestimmten Gelegenheiten zulassen und sogar freudig bejahen können, während andere Epochen dies kaum vermögen. Der Grund dafür liegt demnach nicht in der Sexualität, sondern im veränderten Verhältnis dieser Gesellschaften zu den Fragen der »ontischen Mitgift«. Manche Gesellschaften finden eben ein Auskommen mit dem Umstand, dass an Menschen vieles dran ist, wofür sie nichts können, während andere

Gesellschaften meinen, alles, was auf diesen Umstand verweist, militant bekämpfen zu müssen.

Das Stoffliche der Menschen aber betrifft nicht allein das Körperliche. Schließlich haben Menschen zum Beispiel auch Gefühle, für die sie nichts können, und Gedanken, die sie sich nicht absichtlich gemacht haben.[45] Manches davon gehört vielleicht sogar zum Besten, dessen sie fähig sind – zum Beispiel im poetischen Einfall, im charmanten Witz, in der künstlerischen Formfindung, in der philosophischen Spekulation, in den Umwegen der Liebe, im Zeitvertreib der Freundschaft und Geselligkeit, in den lustvollen Narrheiten und Leidenschaften oder in den sei es müßigen, sei es besessenen Beschäftigungen des Spiels, der Hobbys und des Umherschweifens. Aus einem bestimmten Blickwinkel aber, aus einer bestimmten Perspektive, die in unserer Gegenwart zu erheblicher Dominanz gekommen ist, erscheinen viele dieser Stofflichkeiten obsolet. Der Philosoph Günther Anders war wohl der Erste, der eine solche historische Veränderung dieser Perspektive und das dadurch hervorgerufene Gefühl der Obsoleszenz des Menschen erkannt hat. Er entdeckte eine bestimmte, neue Form der Scham – er nannte sie die »prometheische« – und mit ihr zugleich die Geschichtlichkeit der Scham.

3. Die Scham der Verarmten

Kaum jemals anders denn als unlustvoll erfahrbar sind jene Formen von Scham, deren Betroffene eine Verarmung hinter sich haben. Die Erfahrung von Dequalifizierung; das Gefühl, die Fähigkeiten der Beherrschung von Geräten eingebüßt zu haben; nutzlos oder sogar zu einer Fehlerquelle geworden zu sein gegenüber diesen; ökonomisch verarmt zu sein; einen Arbeitsplatz, Zukunftsperspektiven, Sozialkontakte, Beliebtheit oder Ansehen verloren zu haben, sind typische, bekannte Ursachen von Scham. Auch für diese Formen bietet die Gegenwart eine Reihe vermehrter oder auch neuer Anlässe. Mitunter übernimmt sie auch die eine oder andere bereits früher vorhandene Schamquelle und verschafft ihr eine neue Gestalt. Dies ist der Fall bei der sogenannten »prometheischen« Scham.

Die »prometheische« Scham

»›Wer bin ich schon?‹ fragt der Prometheus von heute, der Hofzwerg seines eigenen Maschinenparks.«[46]

In der griechischen Mythologie ist Prometheus der Name eines Titanen, der den Menschen das Feuer brachte, indem er es den übrigen Göttern stahl (wofür er von ihnen grausam bestraft wurde – bis zu seiner Befreiung durch Herakles).[47] Darum ist er spätestens seit der Entwicklung von Dampfmaschinen und Verbrennungsmotoren sowie seit der damit verbundenen aufklärerischen Kritik an der (christlichen) Religion das Vorbild des unerschrockenen, revolutionären menschlichen Erfindergeistes.[48] Zusammen mit seinem Bruder Epimetheus soll er zudem die von den Göttern im Rohzustand geschaffenen Tiere und Menschen mit deren Kräften und Fähigkeiten ausgestattet haben.[49] Dabei sollen den beiden allerdings Fehler unterlaufen sein. Daraus erklärt der Mythos diverse Unzulänglichkeiten, unter denen die Menschen leiden.

Diese beiden Motive hat Günther Anders zu einem Zentralbegriff seiner großen, zweibändigen Studie »Die Antiquiertheit des Menschen« (verfasst zwischen 1942 und 1979) zusammengeführt: der *»prometheischen Scham«*. Das Thema von Anders' Buch bildet das Verhältnis des Menschen zur Technik beziehungsweise zu seiner Produktewelt. Dabei aber stößt Anders auf ein *»Scham-Motiv, das es in der Vergangenheit nicht gegeben hat«.*[50] So er entwickelt er eben zugleich, sozusagen *en passant,* eine originelle, auf eigenständige Konstruktionen gestützte Theorie der Scham – und zwar vielleicht eine der besten, die es bis heute gibt.

Auf die Scham stößt Anders in einer Ausstellung technischer Apparate. Beim Beobachten eines Bekannten entdeckt er, dass dieser sich den Dingen gegenüber verlegen und ehrfürchtig nähert. *»Die Dinge, die er als exemplarisch, als ihm überlegen und als Vertreter einer höheren Seins-Klasse anerkannte, spielten für ihn wirklich die gleiche Rolle, die Autoritätspersonen oder anerkannt ›höhere‹ Milieus für seinen Ahnen gespielt hatten.«*[51]

Der Empfindung des von ihm beobachteten Bekannten gibt Anders daraufhin den Namen »prometheische Scham«. Sie sei *»Scham vor der ›beschämend‹ hohen Qualität der selbstgemachten Dinge«.*[52]

Auch in diesem Punkt zeigt sich freilich ein Aspekt von Geschichtlichkeit. Denn die Produkte der von Anders kommentierten Epoche der ersten Nachkriegsjahrzehnte mochten tatsächlich den Eindruck »›beschämend‹ hoher Qualität« erwecken. Die Qualität unserer heutigen technischen Produkte hingegen ist vermutlich nur noch selten so hoch, dass sie erheblichen Anlass zur Scham liefert. Während zum Beispiel ein in den 1960er Jahren gekauftes Auto noch über 5 Millionen Kilometer weit gefahren werden konnte,[53] findet man heute – dank Faktoren wie geplanter Obsoleszenz, mangelhaften Rostschutzes, limitierter Lebensdauer insbesondere der elektronischen Bauteile sowie ihrer Software, verkürzter Entwicklungszeiten und Verwendung billiger Materialien – nicht allzu viele, die auch nur ein Zehntel davon schaffen.[54] Der Eindruck, den die uns umgebenden Industrieprodukte erwecken, ist in der Regel nicht einer der Perfektion, sondern viel eher der einer durchgängigen Mangelhaftigkeit und Korrekturbedürftigkeit, eines schnellen Verschleißens, Veraltens und Ersetztwerdenmüssens.

Dennoch aber geht von den technischen Erzeugnissen etwas Beschämendes aus. Mehr denn je fühlen Benutzer sich von ihnen überfordert. Die Dinge erfüllen in der Regel weitaus mehr Funktionen, als die Menschen jemals in Anspruch nehmen können. Ihre Bedienung überfordert sie. Reparieren können sie oft nicht einmal die Fachleute.[55] Und wenn sie endgültig kaputt sind, stellt ihre Beseitigung mitunter vor ungeahnte Probleme: Insbesondere bei den im Betrieb angeblich umweltfreundlichen Elektrofahrzeugen zum Beispiel ist oft völlig unklar, wer die Entsorgung ihrer komplexen, kaum umweltfreundlich abbaubaren Komponenten übernehmen könnte.[56]

Zugleich werden die Dinge – übrigens ähnlich wie unsere Regierungen – aufdringlich und bevormundend betulich: Sie beginnen an unserer Stelle zu lenken, wenn wir die Fahrspur verlassen könnten, und sie piepsen, wenn wir es verabsäumen, den Gurt anzulegen. Smarte Wohnungen oder Gebäude beginnen nicht nur im Horror- oder Spionagefilm die Nerven ihrer rund um die Uhr beobachteten Benutzer zu strapazieren. Suchmaschinen scheinen unsere Wünsche und Bedürfnisse oft besser zu kennen als wir selbst. Und unsere Helfer nehmen uns die Angelegenheiten, die sie besser als wir bewältigen können, nicht nur aus der Hand – sie legen uns dabei auch noch herein. Denn die Hilfs- und Serviceangebote von Navigationssystemen oder Streamingdiensten für Musik und Filme operieren, wie Bruno Gransche hellsichtig betont, mit »Assistenzimpertinenz und Systemlist«: So, wie das Reichen eines Armes von Goethes Faust für Gretchen nicht etwa nur Hilfe bezweckt, sondern auch noch etwas anderes, so dringen auch unsere elektronischen Kavaliere gleichzeitig mit ihren Unterstützungs- und Unterhaltungsangeboten tief in unser Intimleben ein und holen sich von dort Daten zur Optimierung der Nutzerprofile.[57]

Auf diese Weise wiederholt sich der von Anders bemerkte Eindruck von der Überlegenheit der Dinge (sowie der sie produzierenden Konzerne) gegenüber den Menschen, denen sie angeblich dienen sollen. Sie vermitteln diesen Menschen den Eindruck, dass sie nichts mehr zu bestimmen haben. Und wenn man nichts zu bestimmen hat, dann erscheint man umso eher als bloße ›Mitgift‹. Mit einer exorbitanten Zahl an Funktionen beschämen die Geräte insbesondere die zahlreicher werdenden Menschen, deren eigene Funktion und Nützlichkeit in einem sich ausdünnenden Arbeitsmarkt zunehmend fraglich wird – und die zunehmend verlernt haben, ihren eigenen Wert anderswo als in ihrer Nützlichkeit zu suchen.[58] Aufgrund dieser neuartigen, im Verhältnis gegenüber der von Anders beobachteten Epoche durchaus noch erhöhten Beschämungsfähigkeit der Apparate und Programme spielt die »prometheische Scham« auch heute eine prominente Rolle innerhalb eines insgesamt an Intensität gewinnenden »Schamgeschehens«.

Isolationsscham

Weitere Schamauslöser ähnlicher Art sind jene Veränderungen, die etwa seit Mitte der 1980er Jahre zunehmend zur Isolation von Menschen und zum Gefühl verlorenen Werts für die Gesellschaft führen. Der Wegfall von Arbeitsplätzen durch Freihandel und Automatisierung und die durch neoliberale Politik verursachten Lücken im Sozial-, Gesundheits- und Bildungssystem liefern viele neue Anlässe zur Scham:[59] Menschen geraten in Armut und schämen sich; sie werden arbeitslos oder müssen prekär, schlecht bezahlt oder schikaniert, unter Bedingungen arbeiten, die ihnen kein Leben in Würde mehr erlauben. Manche schließen sich zusammen und rebellieren dagegen als Bewegung der »Entwürdigten« (»Indignados«), dem Ruf des großen Stéphane Hessel folgend: »Indignez vous!« (»Empört euch!«).[60] Andere halten dem gesteigerten Erfolgsdruck und den Erwartungen ihrer aufstiegsorientierten Umgebung nicht stand und reagieren mit Krankheit, Depression oder Suizid.[61]

Diejenigen, die noch Arbeit haben, sind gezwungen, gehetzt zu arbeiten. Die wenigsten haben noch Gelegenheit, sich an den (nun wie gesagt meist zweifelhaft perfekten) Produkten ihrer Arbeit zu erfreuen und daraus Stolz zu beziehen. Selbst Studierende können sich kaum noch Momente der Muße erlauben, in denen sie mit anderen in lockeren Kontakt treten und Sympathien gewinnen oder Wertschätzung erfahren könnten. Weil es kaum noch Zeit für dergleichen gibt, gehen auch die entsprechenden Orte zunehmend verloren. Wirtshäuser auf dem Land müssen zusperren; urbane Cafés verschwinden; schon aufgrund steigender Mieten, und nicht erst in der Folge von *lockdowns*.

Scham durch Exponiertheit

Der Verlust von Würde sowohl bei der Arbeit wie in der Geselligkeit lässt viele Menschen verzweifelt nach vorne flüchten. Sie sehen sich entweder von vorneherein gänzlich ohne Chance auf Aufmerksamkeit oder öffentliche Anerkennung, oder sie können vielleicht an frühere kleine oder mittlere frühere Erfolge im Showgeschäft nicht mehr anschließen. Dann laden sie Journalisten zu sich nach Hause ein, um wenigstens eine *homestory* abzugeben, oder sie lassen sich gleich als Beispiele unterhaltsamer, bildungsferner Peinlichkeit und Obszönität im Reality-TV vorführen – was sowohl anderen als auch ihnen selbst wieder erhebliche Anlässe zur Scham eröffnet.[62] Nie geahnte Monstren an Vulgarität zeigen sich dem Blick staunender und amüsierter Zuschauer, die mit dem Finger auf sie zeigen und stolz ihre eigene Scham betonen; heimlich froh darüber, nicht selbst in dieser Lage zu sein und gerne hinwegsehend über den Umstand, dass die Primitiven, über die sie sich mokieren, zu einem entscheidenden Teil auch Kreaturen ihres auf sie gerichteten Zuschauerblickes sind. Denn die Vorgeführten ahnen ja, was von ihnen erwartet wird, und sind verzweifelt bemüht, diese Erwartungen auf keinen Fall zu enttäuschen. Mitunter rebellieren sie vielleicht sogar ein wenig gegen diese Erwartungen, gerade durch deren provokante Übererfüllung.[63]

An die Stelle von vertrauten Gruppierungen, wo man Meinungen erproben und diskutieren, vielleicht auch milde korrigieren lassen oder am Ende auch alles wieder gnädig vergessen konnte, sind nun verlockende, anonyme Foren im Internet getreten. Dort kann man es zu gewaltiger Bekanntheit, mitunter auch zu Beliebtheit bringen und dies sogar zu einer Erwerbsquelle machen. Aber andererseits lauern dort eben auch unzählige missgünstige Kräfte, die nur auf einen Fehler – oder auf etwas, das als solcher hingestellt werden kann – warten, um diesen gnadenlos auszuschlachten und breitzutreten. Und im Unterschied zu den Formen persönlichen Gedankenaustauschs vergessen die elektronischen Aufzeichnungen so gut wie nichts.

Auch im Leben außerhalb des Netzes kann man jetzt nie mehr sicher sein, ob nicht irgendjemand gerade zum Beispiel mit dem Mobiltelefon filmt. Die eigentümlich verhaltenen Partys von heutigen Jugendlichen zeugen von diesem Bewusstsein. Immer könnte jemand etwas mitschneiden; und sei es nur eine Geste oder ein paar Worte, um sie dann aus dem Zusammenhang zu reißen und sie, eventuell noch geschickt modifiziert, ins Netz zu stellen und »viral gehen zu lassen«. Ein anschauliches Beispiel für diese Mechanismen liefert gerade die Fernsehserie »The Chair« mit einem Handlungsstrang, worin Studierende einen ihrer Professoren durch Posten einer missverständlichen Szene aus dem Hörsaal zum Opfer eines erregt mobilisierten Campusmobs machen.[64] In dem Maß, in dem die Möglichkeit, einen klugen Punkt in der Öffentlichkeit bekannt zu machen, durch die Inflation der Stimmen und Themen dahinschwindet,[65] vermehren sich die Chancen, jemanden für einen vermeintlichen Makel anzuprangern und zum Objekt der Scham zu machen. Unsere Aussichten, in der Sache zu lernen, werden weniger; unsere Gelegenheiten, bestimmte Personen zu verabscheuen, dafür mehr.

Dabei zeigt sich ein weiterer, für die Theorie der Scham aufschlussreicher Punkt: Es soll keine Möglichkeit der Klarstellung oder Berichtigung mehr geben; ja nicht einmal die Chance, Missverständnisse auszuräumen. Kleinste vermeintliche Verfehlungen machen in unserem Erachten jemanden oft schon endgültig zur Unperson. Und die Möglichkeiten, jemanden zum Verschwinden zu bringen, sind offenbar gewaltig.[66] Dies ist typisch für die Funktionsweise der Scham – ganz im Gegensatz zur Schuld, bei der es immer die Unschuldsvermutung sowie Möglichkeiten der Anhörung, der Neuverhandlung, der Wiedergutmachung durch Kompensationsleistungen und Rehabilitation gibt. Schuld bezieht sich auf *einzelne Handlungen*; Scham hingegen lässt gleich die *ganze Person* verwerflich erscheinen.[67] Schuld existiert darum *graduell* und ist in den meisten Fällen *tilgbar*. Die Scham dagegen erscheint *total* und fast immer *untilgbar*.[68] Sie funktioniert offenbar *binär*, nach dem Shakespeare'schen Prinzip »to be or not to be«.

4. Fremdschämen. Das Paradoxon übertragener Affekte

Insbesondere die Scham durch Exponiertheit lässt Menschen, die sich unlustvoll schämen, auf solche treffen, die es lustvoll tun. Diese Schamform führt also die beiden Pole – die beiden »Masken« – der Scham wieder zusammen: die Scham als Verarmungsfolge und die Scham als Luxusartikel. Manche, die sich zu zeigen versuchen, werden von anderen – meist begünstigt durch die Anonymität in der Welt von Postings und Kommentaren – schamlos dafür beschimpft: nicht zuletzt mit der Bemerkung, man schäme sich ihretwegen. Nicht nur mehr oder weniger Peinliches findet also zunehmend mehr Verbreitung und Öffentlichkeit, sondern ebenso sehr auch die eifrigen Bekundungen peinlicher Berührtheit durch andere. Worte wie »Fremdschämen«, oder neudeutsch »cringe«,[69] haben sich erfolgreich im Wortschatz der deutschen Sprache angesiedelt und werden von breiten Bevölkerungsgruppen inzwischen ohne Schwierigkeit verstanden. Dabei bezeichnen sie eigentlich etwas recht Paradoxes. Der Affekt der Scham kann demnach nicht nur jene Person erfassen, die anderen als peinlich erscheint. Vielmehr kann dieser Affekt sich auch auf diese anderen übertragen. Sie finden also die betreffende Person nicht nur peinlich, sondern schämen sich auch selbst – etwa in dem Maß, in dem sie meinen, dass die als peinlich empfundene Person sich schämen sollte.[70]

Die populäre Einsicht, dass so etwas möglich ist, liefert möglicherweise wertvolle Hinweise auf die komplexe *soziale* Struktur der Scham. Sich schämen bedeutet demnach nicht einfach nur bemerken oder befürchten, dass andere schlecht über einen denken. Scham ist nicht bloß das Korrelat einer schlechten Meinung der anderen. Sie lässt sich darum nicht einfach beseitigen, indem alle Anwesenden ihre Meinung ändern. Und sie entsteht auch nicht nur dann, wenn andere diese Meinung haben oder äußern. Die Meinung – wessen Meinung auch immer sie sein mag – bezieht sich auf etwas, auf einen Tatbestand.[71] In psychoanalytischen Begriffen ausgedrückt, bedeutet das: Die Scham ist *trianguliert.* Es ist nicht nur eine Angelegenheit zwischen einem Schamsubjekt und dessen Publikum oder zwischen den Meinungen dieser beiden Seiten; vielmehr spielt sich diese Angelegenheit zwischen drei Polen ab. Auf die schwierige Frage, wer oder was dabei den dritten Pol bildet, werden wir in Kapitel 1 ausführlich zurückkommen. Doch weil es etwas Drittes gibt, lässt die Scham sich nicht leugnen oder vergessen – selbst wenn alle Beteiligten dies möchten. Man schämt sich eben nicht, weil man möchte. Und dies gilt selbst in einer Zeit wie der unseren, in der manchen Leuten ihre Scham durchaus angenehm und willkommen ist.

Die Schamursache ist ein sozialer Tatbestand, der durch einen entsprechenden Affekt quittiert werden muss. Und wenn dies der Verursacher des Tatbestandes nicht übernimmt, dann muss die Affektleistung offenbar von jemand anderem aufgebracht werden – von einer Person, der sie sich schlagartig, und zunächst gegen deren Willen und gegen deren Überzeugung, aufdrängt. (Später mag diese Person wie gesagt darin einen Distinktionsvorteil für sich erkennen und sich ihrer Scham erfreuen.) Es verhält sich so ähnlich, wie wenn es nach einer längeren Zeche in größerer Gruppe in einem Lokal ans Zahlen geht und man feststellt, dass ein bestimmter Betrag noch offen ist, den ein schon heimgegangener Gast vergessen hat zu bezahlen. Dann muss irgendjemand aus der Gruppe oder die Gruppe als Ganze den fehlenden Restbetrag begleichen. Auch die Affektleistung einer »offen gebliebenen« Scham muss auf solche Weise beglichen werden, in der Regel von der jeweiligen Gruppe.

Wenn in einer Gruppe solche Scham ausbricht, so kann die Person, die den Affekt übernimmt, auch eine gegenüber dem Subjekt, das die Scham verursacht hat, völlig fremde Person sein. Darin liegt das Besondere des »Fremdschämens«. Viel einfacher ist der Sachverhalt, wenn sich zum Beispiel Eltern für ihre Kinder schämen (oder umgekehrt, wie es gegenwärtig fast häufiger ist die Kinder für ihre Eltern – etwa mit dem Ruf »Papa, bleib weg, du bist peinlich«); oder etwa auch universitäre Betreuungspersonen für ihre Doktoranden (oder umgekehrt). Durch die Zusammengehörigkeit kann hier ein Gefühl der Mitverantwortung für das Peinliche des jeweils anderen gegeben sein. Diese Zusammengehörigkeit kann sogar recht weit gefasst sein – es kann schon genügen, dass man nur das Gefühl hat, von anderen für zusammengehörig gehalten zu werden, um sich für jemanden zu schämen.[72] Ein schönes Beispiel solcher Scham zeigt die »Torn-Dress-Szene« der Screwball-Komödie »Leoparden küsst man nicht«.[73] In einem noblen Restaurant ist Katherine Hepburn gerade Cary Grant begegnet, der sie schon von einer früheren, zufälligen und für ihn vermeintlich unglücklich verlaufenen Begegnung her kennt. Beim Versuch, ihn festzuhalten, um ihm die Sache zu erklären, zerreißt sie ihm die Jacke seines Fracks. Der entnervte Grant bittet sie daraufhin, einfach aus seinem Blickfeld zu verschwinden, während er bei geschlossenen Augen bis Zehn zählt. Sie dreht sich brüskiert um und geht weg. Dabei aber zerreißt ihr elegantes langes Abendkleid, weil Grants Fuß darauf steht. Als Grant die Augen wieder öffnet, bemerkt er entsetzt, dass die Rückseite der Hepburn unterhalb der Taille nun entblößt ist. Darum läuft er ihr nach und versucht, entweder seinen Zylinder hinter ihr Gesäß oder auch sich selbst ganz eng hinter ihr zu halten, damit niemand anderer im Lokal die peinliche Tatsache sehen kann – was freilich fremde Blick umso mehr auf sie zieht.[74] Woraufhin Hepburn, die nichts von dem Missgeschick bemerkt hat, sich empört umwendet und ihn fragt, was er denn nun wieder von ihr will. Bis sie es schließlich auch mit Entsetzen entdeckt, und beide dann in einem komischen und sehr auffälligen Gänsemarsch unter den verwunderten Blicken der Anwesenden das Lokal verlassen. – Auch flüchtige Bekanntschaft genügt also mitunter schon für dieses Gefühl der Verantwortlichkeit für andere, welches das »Wandern«, d.h. die Übertragung des Schamgefühls von einer Person auf eine andere auslöst.

Im Gegensatz zu dieser (und sei es auch noch so losen) Beziehung, die ein Gefühl der Verantwortung für den anderen, der Verpflichtung zu dessen Schutz sowie im Fall des Scheiterns eigene Scham auslöst, steht das zwar vielleicht nicht neue, aber doch erst seit wenigen Jahren zu vertrauter Bekanntheit gelangte

Gefühl des »Fremdschämens«. Hier besteht keinerlei Beziehung zum anderen – außer der geteilten Anwesenheit im selben realen oder medialen Raum. Warum also ist es möglich, dass der eine peinlich ist, und der andere, der nichts mit ihm zu tun hat und sich nicht für ihn verantwortlich fühlt, sich an seiner Stelle schämt? Scheint es sich bei diesem paradoxen Sachverhalt »delegierten« Empfindens nicht geradezu um einen Fall von »Interpassivität« zu handeln?[75] Wenn ein Mensch tatsächlich – wie zahlreiche Belege aus Anthropologie, Philosophie und Psychoanalyse sowie Beispiele aus der Alltagskultur wie das sogenannte »Dosengelächter« mancher Fernseh-Sitcoms[76] zeigen – für einen anderen Menschen lachen, weinen, trinken oder beten kann, und wenn sogar Geräte und Maschinen solche vermeintlich intimen Empfindungen und Überzeugungen stellvertretend für jemand Abwesenden erledigen können – warum sollte es also nicht möglich sein, dass jemand sich stellvertretend für jemand anderen schämt? Und könnte all dies nicht auf demselben Prinzip beruhen?

Um diese Fragen zu klären, müssen einige theoretische Instrumente bereitgestellt werden, die das erste Kapitel dieses Buches präsentieren wird. Bevor wir jedoch in der Lage sind, zu begreifen, warum auch wildfremde Menschen von der Blöße eines anderen peinlich berührt sein können, sollten wir nicht übersehen, dass alleine schon die Entdeckung dieses Sachverhalts eine überraschende Erkenntnis in sich birgt: *Die Scham beruht auf einem sozialen Band.* Sie ist weder die intime Empfindung einer einzelnen Person noch das Ergebnis eines Gegensatzes zwischen beobachtetem Schamsubjekt und beobachtendem Publikum. Sie ist vielmehr offenbar, zumindest in bestimmten Fällen, ähnlich wie die Zeche einer Gruppe im Lokal, die Last einer solidarisch geteilten Verantwortung.

5. Politische und moralisierende Scham

Shaming: das Erzeugen öffentlicher Ächtung

Während viele Menschen – zum Beispiel in Fällen von *bodyshaming* oder *fatshaming* – meinen, andere bräuchten sich nicht zu schämen, finden umgekehrt auch wieder manche, dass andere sich schämen *sollten*. Dies ist nicht nur eine verbreitete Einschätzung, sondern auch eine systematische politische Strategie. Jennifer Jacquet hat sie in ihrem Buch »Scham. Die politische Kraft eines unterschätzten Gefühls« erläutert.[77] Durch Anprangern in den sozialen Medien – das sogenannte »shaming« – versuchen zum Beispiel Umweltaktivisten, aber auch Regierungen und Behörden, rücksichtslos agierende Konzerne, steuerhinterziehende Großverdiener oder alkoholisierte Autolenker in die Schranken zu weisen.[78]

Diese Vorgangsweise hat, wie Jacquet zeigt, eine frühere Strategie abgelöst, die darauf abzielte, durch Erziehung der *Verbraucher* und durch Erzeugung von Schuldgefühlen bei diesen deren Konsumverhalten zu verbessern. Das neue Verfahren des »shaming« hingegen zielt darauf ab, die *Produzenten* gesellschaftlicher Missstände durch öffentliches Anprangern zu treffen. Diese Strategie, meint Jacquet, sei wirkungsvoller, da sie nicht nur auf das moralische Verhalten von Einzelnen, sondern vielmehr auf die gesellschaftlichen Tatbestände einwirke. Es sei etwas anderes, so die Autorin, ob man zum Beispiel Einzelne dazu bringen könne, keine Sklaven zu halten, oder aber die Sklaverei abschaffe.[79] Insofern sei *Scham* – beziehungsweise *öffentliche Schande oder Ächtung* – der *Schuld* überlegen. »Shame« verbessere die Gesellschaft, Schuld hingegen nur einzelne Individuen. Denn, wie Jacquet ausführt: *»Im Gegensatz zur Scham, die den Einzelnen an den Maßstäben der Gruppe misst, veranlasst das Schuldgefühl den Einzelnen, sich an seinen eigenen Maßstäben zu messen.«*[80]

Was die Wirksamkeit der Strategie betrifft, mag Jacquet recht haben. Ob öffentliches Anprangern allerdings überhaupt Schamgefühle erzeugt, oder ob das, was hier entsteht und wirksam ist, nicht viel eher als *›soziale‹ Angst* (im Sinn Sigmund Freuds[81]) aufgefasst werden muss, bleibt aufgrund der Ungenauigkeit des englischen Wortes »shame« offen. Denn dieses Wort unterscheidet nicht zwischen dem Gefühl der *Scham*, dem Tatbestand der *Schande* und der in öffentlicher Missbilligung bestehenden *Ächtung*. Darum könnte es Fehlauffassungen Vorschub leisten (ganz ähnlich wie im 19. Jahrhundert das englische Wort »labour«, das nicht zwischen Arbeitskraft und geleisteter Arbeit unterschied und dadurch in der politischen Ökonomie die Entdeckung des Mehrwerts verhinderte[82]).

Denn das Schamgefühl ist, wie in der Folge ausführlich gezeigt werden wird, etwas anderes als die Furcht vor der Missbilligung durch andere. Und es ist ebendarum nicht in höherem Maß auf die »Maßstäbe der Gruppe« bezogen als das Schuldgefühl. Scham ist nicht »außengeleitet« oder moralisch heteronom im Gegensatz zu einer vermeintlichen »innengeleiteten« moralischen Autonomie der Schuld. Wenn die Strategie des »shaming« also wirksam ist, dann vermutlich dank der Furcht vor öffentlicher Antipathie und deren Konsequenzen – etwa dem Verlust von Kunden und Geschäftsverbindungen – sowie den daraus folgenden rationalen Geschäftsstrategien. Das ist etwas anderes als das Schamgefühl, das als solches meist viel weniger bewusst, und dessen Beweggründe und Wirkungen meist weniger greifbar, bewältigbar und rational lenkbar sind.

Jacquet zeigt jedenfalls mit feiner Genauigkeit den Nutzen sowie die Grenzen dieser Strategie auf. So ist zum Beispiel manchmal die Drohung mit der Bloßstellung wirksamer als diese selbst. Und wenn es auch des Öfteren gelungen sein mag, mächtige sozialschädliche Player zu einem Einlenken zu bewegen, so erscheint doch bedenklich, dass die Handlungsmacht zu dieser

Strategie sehr ungleich verteilt ist. Sie liegt, wie Jacquet feststellt, in der Hand von jenen wenigen Angehörigen von Informationseliten, die in der Lage sind, Mobs zu mobilisieren und *shitstorms* zu entfesseln.[83]

Schambasierte Beseitigungsstrategien: »Schäm Dich!« und »Weg mit dir!«

Die Auffassung, dass andere sich schämen sollten, spielt aber noch in weiteren Zusammenhängen eine prominente Rolle. Auch Menschen, die weiß, männlich, heterosexuell und alt sind, sollen sich schämen – jedenfalls nach Auffassung bestimmter wachsamer (»woke«) und überdurchschnittlich sensibler Initiativen. Gruppen vorwiegend junger Aktivisten kämpfen, vor allem auf Universitäten und im Kulturbetrieb, unter anderem gegen vermeintlichen »strukturellen Rassismus«, gegen sogenannte »Privilegien«, deretwegen weiße Menschen sich zu schämen hätten, gegen eine angeblich »binäre« heterosexuelle Matrix[84] samt »Zwangsheterosexualität« oder das Nachwirken kolonialer Denk- und Handlungsmuster.[85] Dem vermeintlichen Rassismus und Sexismus wird nicht etwa mit Forderungen nach Gleichberechtigung oder Beseitigung sämtlicher Vorurteile zu begegnen versucht, sondern mit einem umgekehrten Rassismus und Sexismus: Wer die falsche Hautfarbe oder Sexualität oder das falsche Alter hat, soll sich schämen – und das heißt, nach der Vorstellung dieser Akteure, am besten schweigen oder aus der Öffentlichkeit verschwinden.[86]

Judith Sevinç Basad hat diese neue, verbreitete Mode entpolitisierten Moralisierens in ihrem Buch »Schäm Dich! Wie Ideologinnen und Ideologen bestimmen, was gut und böse ist« kenntnisreich dargestellt und einer gut begründeten Kritik unterzogen. Basad zeichnet nach, wie diese Initiativen mit ihren Forderungen und Maßnahmen auch in staatliche Institutionen eindringen. Antirassismus-Coaches bieten Kurse an – bis hin zu bizarren »Unterwerfungszeremonien«, in denen reuige Menschen, die sich ihrer Hautfarbe schämen, umerzogen werden sollen.[87]

Wie Basad richtig bemerkt, hat die Bevölkerung in Deutschland jedoch mehrheitlich »längst verstanden, dass Rassismus nicht zu tolerieren ist. Genau deswegen müssen Aktivisten den Rassismus auch mit der Lupe suchen«.[88] So wird zum Beispiel aus dem Umstand, dass eine Politikerin der Berliner Grünen erzählt, sie habe sich als Kind gewünscht, »Indianerhäuptling« zu werden, ein Skandal gemacht.[89] In den USA haben solche Großaufregungen über Kleinigkeiten schon eine längere Geschichte. Caroline Fourest berichtet vom Fall einer Mutter, die 2012 für ihre Tochter eine Geburtstagsfeier in japanischem Stil veranstalten wollte und dafür mit einem *shitstorm* im Internet bestraft und des »Yellowfacing« bezichtigt wurde.[90] Immerhin sprang jemand in der erhitzten Debatte im Netz der Mutter bei und schrieb an die Beleidigten: »Die einzigen Menschen, die denken, Kultur dürfe nicht geteilt werden, sind Rassisten wie du.« Und fügte hinzu: »[...] eine große Mehrheit der Japaner liebt es, wenn andere sich um eine Wertschätzung der japanischen Kultur bemühen. Sie ermutigen sie dazu.«[91] Antirassismus muss jedoch nicht notwendigerweise eine solche pharisäerhafte Gestalt annehmen. Gerade das gemeinsame Kochen mit Menschen, die eine Migration hinter sich haben, und die Verbreitung ihrer Rezepte in der aufnehmenden Kultur wurde immer wieder von antirassistischen Initiativen als Möglichkeit gesehen, diesen Menschen Akzeptanz zu verschaffen und ihnen das Gefühl zu geben, willkommen zu sein.[92]

An US-amerikanischen und britischen Eliteuniversitäten und Kunsthochschulen aber werden mitunter schon Faschingskostüme als »kulturelle Aneignung« und als Angriff auf verfolgte Minderheiten bekämpft;[93] die Gerichte der Universitätskantine einer imperialistischen Aneignung fremder Kulturen bezichtigt oder die orthographische Berichtigung des Wortes »Indigenous« in einer Seminararbeit in korrekte Kleinschreibung als »Mikroaggression« angeklagt.[94] Doch wie soll all dem zufolge eigentlich die ideale Welt aussehen, auf die die Scham-Initiativen hinarbeiten? – »Ergo«, schreibt Basad: »Nur Indigene dürfen Federschmuck, nur Japaner Kimonos tragen, nur Afrikaner afrikanisches Essen servieren. Jede Kultur soll also bei ihrem kulturellen Brauch bleiben. Durchmischungen sind nicht erlaubt. [...] Es ist unfassbar, wie dieser Wille zur kulturellen Säuberung fast 100 Jahre nach Hitlers ›Mein Kampf‹ wieder en vogue wird – aber diesmal bei Aktivisten, die von der breiten Gesellschaft als ›progressiv‹ gefeiert werden.«[95]

Nicht nur was verurteilt wird sowie die Kriterien solcher Urteile erscheinen bedenklich, sondern auch die Art, wie dies geschieht. Fourest führt diese spontane Bildung erregter, zu keiner Abwägung von Argumenten bereiter fanatisierter Mobs auf die Bequemlichkeit und Anonymität des Internet zurück. Sie schreibt: »Die jetzige Generation bildet sich hauptsächlich durch Nachahmung derjenigen, die andere im Internet lynchen.«[96]

Nicht etwa nur jene weißen Menschen, die dunkelhäutige Menschen, sei es gewollt oder ungewollt, durch oft minimale Verfehlungen wie etwa die »Mikroaggressionen«[97] oder die sogenannte kulturelle Aneignung angeblich verletzen, sind Ziel der Scham-Aufrufe. Die Attacken richten sich auch gegen Menschen, die gegen Rassismus oder Sexismus kämpfen, ohne selbst einer der benachteiligten Gruppen anzugehören. Wenn zum Beispiel der neuseeländische Künstler Luke Willis Thompson, der selbst fidschianische Wurzeln hat, in seiner Kunst die Gewalt gegen Schwarze in den USA kritisiert und 2018 eine Nominierung für den Turner-Preis erhält, so wird er zum Gegenstand einer Kampagne mit dem Titel »Black Pain Is Not For Profit«.[98]

Antirassistische Kunst wird nun regelmäßig von angeblich antirassistischen Kräften bekämpft: so zum Beispiel auch in dem bekannten Fall des Bildes »Open Casket« der Malerin Dana Schutz. Eine weiße Künstlerin dürfe niemals das Leid, das Schwarze durch weißen Rassismus erfahren mussten, zum Gegenstand ihrer Bilder machen, wurde argumentiert; das Gemälde müsse vernichtet werden.[99]

Auf derselben Argumentationsgrundlage hätte man Pablo Picasso, der 1937 bei der Pariser Weltausstellung mit seinem für den Pavillon der spanischen Republik gemalten Bild »Guernica« die Weltöffentlichkeit auf ein Kriegsverbrechen der die faschistische Putscharmee des General Franco unterstützenden deutschen Luftwaffe aufmerksam machte, vorwerfen können, kein Baske zu sein und zu Unrecht aus baskischem Leid Gewinn zu ziehen. Die Ironie solcher Kritik besteht darin, dass sie die politische Wirksamkeit gelungener Kunst grundsätzlich in Abrede stellt und somit das gesamte politische Engagement von Künstlern lediglich als Versuch betrachtet, durch Thematisieren von Unrecht oder Leid Geld und Prestige zu gewinnen. Letzteres dürfen dann, so die Schlussfolgerung, nur die Benachteiligten selbst versuchen, die auf ihr erlittenes Leid offenbar eine Art kommerzielles Urheberrecht besitzen. Solcher Leidbesitz und die ebenfalls oft behauptete exklusive »Leidexpertise« (vom Typ »nur wir wissen, wie es sich anfühlt …«[100]) sind nur leider eben keine hinreichenden Voraussetzungen für die Produktion einer Kunst, die auch noch anderen Leuten als jenen der eigenen Gemeinschaft interessant erscheint und die in der Lage ist, auch bei Andersdenkenden oder Indifferenten Aufmerksamkeit und Sympathie für ein politisches Anliegen zu wecken.

Der Zorn der angeblich linken und emanzipatorisch gesinnten Empfindlichen richtet sich auffällig oft gerade gegen linke, emanzipatorische Kräfte. So wurde zum Beispiel ein Vortrag des Philosophen Adolph Reed bei einem Treffen der Democratic Socialists of America in New York City verhindert. Reed analysiert die Nachteile bestimmter Bevölkerungsgruppen in den USA unter dem Gesichtspunkt der Klassenverhältnisse und der durch neoliberale Ökonomie erzeugten sozialen Ungleichheit. Es sei ein Kampf »Oben gegen Unten«, und nicht einer von »Weiß gegen Schwarz«.[101] Diese Auffassung aber erklärten Vertreter der betroffenen Gruppen für verletzend. Ohne jedes Argument über die Falschheit oder Richtigkeit von Reeds Problemdarstellung erreichten sie damit die Absage der Veranstaltung.

In analoger Weise bewirkten Queer-Aktivistinnen 2018 die Absage einer Aufführung der feministischen Performance »The Vagina Monologues« von Eve Ensler am selektiven, privaten Mount Holyoke College in South Hadley, Massachusetts. Studierende beklagten, sie fühlten sich nicht »comfortable and safe«, denn das Stück reduziere Geschlecht (gender) auf ein biologisches Merkmal und sei nicht ausreichend inklusiv in Bezug auf jene Frauen, die keine Vagina besäßen.[102]

Dass derartiges sich nicht allein in den USA, sondern auch in Europa ereignet, lässt sich inzwischen an vielen Fällen erkennen[103] – zum Beispiel jenem der Absage eines Vortrags des emeritierten Historikers Helmut Bley mit dem Titel »Kolonialgeschichte von Afrikanern und Afrikanerinnen her denken«. Eine Initiative für »Diskriminierungssensibilität und Rassismuskritik« fand es skandalös, dass »ausgerechnet ein weißer Mann« erklären solle, »wie man Geschichte von Afrikanerinnen und Afrikanern her denkt«. Stattdessen wäre es schön, »Betroffenen das Wort zu geben«.[104]

Ähnlich wie im Fall von Dana Schutz (sowie etwa bei der Debatte über die Wahl geeigneter Übersetzerinnen für die Lyrik Amanda Gormans[105]) sollte auch hier also Betroffenheit als hinreichende, über jede künstlerische oder wissenschaftliche Qualifikation zu stellende Kompetenz gelten (wobei, wie Caroline Fourest pointiert bemerkt, freilich jeweils auch noch zu klären gewesen wäre, wer überhaupt als »betroffen« hätte gelten können[106]). Zugleich fand damit eine merkwürdige Verwandlung statt: Das jahrhundertealte erlittene Leid von gelynchten Schwarzen in den USA sowie den Opfern von deutschen Kolonialverbrechen in Afrika wurde flugs übergeführt und vergeistigt – sozusagen »sublimiert« – in die Frage, ob vielleicht manche Angehörige von Minderheiten heute durch das Verhindern erfolgreicher Personen wie Schutz oder Bley eher zum Ausstellen ihrer Bilder oder zum Halten wissenschaftlicher Vorträge gelangen könnten.

Viel öfter als gegen Rechtsradikale kämpfen die Politiken des angeblich linken »shaming«, der »cancel culture« und des sogenannten »no platforming« gegen fortschrittliche Kräfte – vorzugsweise prominente Vertreter ihres eigenen Lagers. Man versucht nicht etwa, dem kollektiven Anliegen zu nützen, indem man sie, um eine möglichst breite, solidarische Front zu bilden, als Genossen oder Verbündete begrüßt und unterstützt. Stattdessen behandelt man sie als lästige Konkurrenten und Feinde. Man bekämpft die prominenten Stimmen, indem man ihnen den absurden Vorwurf »kultureller Aneignung« entgegenschleudert und ihnen erklärt, sie sollten sich schämen oder ihre »Privilegien checken«.

Doch die Idee, die Verhältnisse für alle könnten sich bessern, wenn einige beginnen, sich ihrer »Privilegien« zu schämen, ist so abwegig wie die während der Finanz- und Bankenkrise erhobene Forderung, die Banker sollten weniger gierig sein. Es kann den benachteiligten Gruppen in der Gesellschaft nicht helfen, wenn einzelne Menschen in begehrten Positionen sich »sensibilisieren«, sich schamhaft oder schuldbewusst zerknirschen und ihre Positionen räumen.[107]

Letzteres hilft höchstens jenen ganz wenigen Personen, die als Konkurrenten für die Zurückgetretenen in Frage kommen und ihre Zugehörigkeit zu einer minoritären Gruppe als »asset« in die Schlacht werfen können. Diese Nutzbarmachung und »Kapitalisierung« von Benachteiligung folgt dem Muster der von Peter Sloterdijk treffend so bezeichnenden »Zornbanken«:[108] Das Leid von Hunderttausenden oder Millionen von Benachteiligten wird abgerufen und zum Beispiel unter einem »hashtag« wie auf einem Konto eingesammelt; aber abheben können von diesem Leidkonto der vielen Einzahler immer nur ganz wenige elitäre, zeichnungsberechtigte Abheber.

Wenn man diesen Kampf als einen um »Privilegien« beschreibt, dann zeigt man also, dass man diesen Kampf ausschließlich zugunsten der individuellen Interessen jener führen will, die sich als Wortführer der Benachteiligten präsentieren.[109] Entsprechend dem französischen Motto »pousse-toi de là pour que je m'y mette« hoffen sie, selbst jene Plätze einnehmen zu können, von denen sie besser qualifizierte Vorkämpfer ihrer Sache eliminiert haben – oder, falls dies nicht möglich sein sollte, wenigstens durch den Abschuss von Prominenten etwas Prominenz für sich selbst zu lukrieren.

Auch wenn diese moralisierenden Schamforderungen in recht offensichtlicher Weise politisch kontraproduktiv sind, und wenn sie aus ethischer Perspektive letztlich sogar als Belege eklatanter Schamlosigkeit erscheinen, liefern sie der Theorie der Scham doch in einem Punkt eine Bestätigung. Denn auch bei »cancel culture« und »no platforming« muss immer etwas weg – seien es nun Kunstwerke, Künstler, Performances, Vortragende, Satiriker, Kabarettisten, Gedichte an Hauswänden, einzelne Wörter oder ganze Denkmäler. Der auf Beseitigung abzielende, binäre Charakter der Scham wird gerade hier deutlich.

Kaltstellen durch Schambehauptung: »Ich schäme mich für dich!«

Die Scham zeigt sich in der aktuellen Politik auch in einem neuartigen Typ von Kritik. Die Behauptung, sich für jemanden zu schämen, bildet – um einen Begriff Ludwig Wittgensteins zu gebrauchen – ein neues »Sprachspiel«[110] in der öffentlichen Auseinandersetzung. Die Behauptung von Scham gerät dabei zu einer Art Totschlagargument. Indem man erklärt, sich für jemanden zu schämen, macht man die angegriffene Person schon als Person unmöglich; man braucht sich dann gar nicht mehr der Mühe zu unterziehen, etwa einzelnen Behauptungen dieser Person noch mit Argumenten zu begegnen.

Eine solche Schambehauptung äußerten zum Beispiel die SPD-Spitzenpolitiker Saskia Esken und Kevin Kühnert in Richtung des ehemaligen Bundestagspräsidenten und SPD-Politikers Wolfgang Thierse, nachdem dieser in der FAZ einen besonnenen, kritischen Kommentar zur Identitätspolitik veröffentlicht hatte.[111] Zu behaupten, man schäme sich für jemanden, stellt ein Novum im Diskurs der Linken dar. Es markiert einen Paradigmenwechsel. An die Stelle einer rebellischen, aufklärerischen Linken, die sich kein Blatt vor den Mund nahm und offen mit jedem Gegner und über jede Frage diskutieren wollte, weil sie sich ihrer besseren Argumente sicher fühlte, scheint nun eine betuliche Pseudolinke getreten zu sein, die die argumentative Auseinandersetzung scheut und vor allem eigenen Leuten den Mund verbieten möchte.

Die Scham wird dabei als exklusiver Besitz beansprucht, von dem nur die jeweiligen Besitzer untrügliche Kenntnis haben können. Sie spielt somit genau dieselbe Rolle wie der behauptete Schmerz oder das Leid in den bereits zuvor beschriebenen Beseitigungsstrategien. Der Soziologe Frank Furedi hat vor kurzem festgestellt, dass Studierende an angelsächsischen Universitäten einander nicht mehr mit der Bemerkung »I disagree« kritisch begegnen, sondern stattdessen lieber erklären: »I am offended.«[112] Wenn man verletzt ist, dann kann man dies doch auch nur selbst wissen, und zwar ohne jegliche Möglichkeit der Täuschung, nicht wahr? – Mediziner kennen zwar viele Fälle von Schwerverletzten, die sich fälschlich für unverletzt halten, und andererseits gibt es Patienten, die meinen, Schmerzen in Körperteilen zu fühlen, die sie gar nicht haben. Ludwig Wittgenstein hat in seiner Erörterung der Möglichkeit sogenannter »privater Sprachen« die Idee eines exklusiven Wissens vom eigenen Schmerz überzeugend und ein für alle Mal als Illusion erwiesen.[113] Im »woken« Common Sense aber gelten solche Währungen wie gefühlter Schmerz oder gefühlte Scham als die einzig verlässlichen.[114] Nicht einmal die Möglichkeit, dass jemand beim Behaupten von Schmerz oder Scham lügen könnte, darf auch nur in Erwägung gezogen werden – ein Prinzip, das übrigens eine nicht unbeträchtliche, heimliche Verachtung gegenüber den jeweiligen Sprechern verrät. Denn wer mit dem, was er sagt, nicht lügen kann, ist eigentlich kein Subjekt mehr, sondern nur noch eine Art Signal- oder Empfindungsmaschine. Gegen das eigene Schamgefühl aber kann man dieser Auffassung zufolge eben nichts machen; da lässt sich nicht diskutieren. Die selbsterklärten Empfindungsautomaten sprechen damit nicht nur sich selbst, sondern zugleich auch ihrem jeweiligen Gegenüber, mit dem man angeblich nicht diskutieren kann, jegliche Rationalität ab.

Die scheinbar so bescheidene, subjektive Bezugnahme auf das eigene Empfinden lenkt blauäugig davon ab, dass sie eine beträchtliche Übergriffigkeit besitzt. Letztere besteht darin, dass man den Gegner nicht in der Sache, sondern *ad personam* angegriffen hat. Gerade darum mögen die aktuellen politischen Schamempfinder auf die Idee gekommen sein, sich auf die *Scham* zu berufen. Denn bei dieser steht bekanntlich immer die Person als ganze, und nicht nur einzelne Handlungen auf dem

Spiel.[115] Eine Zeit, in der es zur Gewohnheit wird, Menschen als Personen anzugreifen, auf der Grundlage ihrer Herkunft und Identität, und nicht in Bezug auf ihre Haltungen und Positionen, ähnelt insofern darum stärker einer Kultur der Scham als einer der Schuld.[116]

Ganz unverfroren attestieren die Empfindlichen ihrem Gegner Obszönität. Dieser gerät dadurch in eine geradezu kafkaeske Lage: Er weiß ja nicht einmal, wessen er angeklagt wird und mit welcher Begründung. Auch dieser Gegner bekommt also – diese Regel kennen wir inzwischen schon von den uns bekannten Formen der Scham – keine Möglichkeit der Anhörung, der Klarstellung oder Rechtfertigung. Ankläger und Gericht sind identisch, und der Angeklagte hat eigentlich nur eine Möglichkeit: zu verschwinden.

6. Leben wir in einer Schamkultur?

Wer sich schämt, möchte am liebsten im Boden versinken oder aus der Welt verschwinden, und die anderen möchten ihn nicht mehr sehen.[117] Einen Gegner rundweg zum Schamobjekt, zum *pudendum*, erklären; zu einer *Unperson*, mit der man nichts zu tun haben darf, sofern man nicht selbst zur Unperson werden möchte;[118] Menschen wegen geringfügigster Anlässe aus ihren Jobs entfernen, auch wenn die Jobs mit der Verfehlung nichts zu tun haben – diese Gesten scheinen symptomatisch für die westliche Kultur der Gegenwart.[119]

Und wenn jemand einmal ein falsches Wort gesagt hat oder auch nur in ein ungünstiges Licht geraten ist, dann gibt es für ihn kein Zurück mehr. Es gibt offenbar keine Möglichkeit der Entschuldigung oder der Wiedergutmachung. Auch dies ist kennzeichnend für die Scham, im Unterschied zur Schuld: Wenn jemand sich »unmöglich« gemacht hat, dann ist dies so gut wie endgültig, und er hat aus der Öffentlichkeit zu verschwinden. Man möchte sich darum fragen, ob wir vielleicht, entsprechend einem Begriff aus der amerikanischen Kulturanthropologie, in einer »Schamkultur« leben.

Die Unterscheidung zwischen »Scham-« und »Schuldkulturen« entstammt der amerikanischen Kulturanthropologie. Margaret Mead hat die Unterscheidung 1937 eingeführt und erläutert, und Ruth Benedict hat damit die Besonderheiten der japanischen Kultur, und ihren Unterschied zu den US-amerikanischen und europäischen Kulturen, insbesondere im Hinblick auf die das Verhalten der Soldaten im 2. Weltkrieg leitenden ethischen Prinzipien, zu erklären versucht. Die Angehörigen einer Schamkultur handeln nach dem Prinzip der Ehre. Diese kann durch unehrenhaftes Verhalten verloren werden, was für die jeweilige Person extrem quälende Gefühle mit sich bringt, die zu einem mitunter rätselhaft erscheinenden Tod oder zum Suizid führen können.[120] Schamkulturen sind gekennzeichnet durch eine auffällige Sorgfalt für Äußerlichkeiten wie etwa die genaue Befolgung ritueller Gesten, Kleidungsnormen oder auch in Bezug auf exakte Wortwahl. Scham kann darum bei einer Vielzahl auch nicht intendierter *fauxpas* oder auch in Fällen bloßen ungünstigen Anscheins entstehen.[121]

Schuldkulturen hingegen tendieren notwendigerweise zur Verinnerlichung. Weil es eher auf die Absicht ankommt als auf die Ausführung, dürfen Äußerlichkeiten hier manchmal (wenn auch nicht immer) ein wenig vernachlässigt werden. Kaum das unabsichtlich Verursachte, und selten ein bloßer Augenschein, sondern vor allem beabsichtigte Übertretungen von Normen strafen sich; sie ziehen quälende Schuldgefühle nach sich. Die Schuld entspricht darum in vielen Fällen stärker den eigenen Überzeugungen der Schuldbewussten, wohingegen die Scham ihre Subjekte meist gegen deren Willen und oft gegen deren Überzeugung befällt.

Angesichts dieser Grundzüge von Schamkulturen mag es naheliegend erscheinen, zu überlegen, ob die beschriebenen Phänomene der Kultur unserer Gegenwart diese nicht als eine Schamkultur charakterisieren. – Allerdings spricht dafür nicht allzu viel. Denn Schamkulturen beruhen wie gesagt auf dem Prinzip der Ehre.[122] Die Ehre ist ein System sozialer Verbindlichkeit, das – im Gegensatz zum System der *Würde* – auf dem Prinzip des Augenscheins beruht und die Individuen zwingt, augenscheinliche Insulte, und seien sie auch noch so geringfügig, sofort eigenhändig zu sanktionieren. Typisch ist dieses sittliche System für die Aristokratie sowie für die Prinzipien soldatischen Handelns. Das Beispiel des Ritters Porthos aus Alexandre Dumas' »Drei Musketieren« mag hier als Illustration dienen: Als d'Artagnan eilig eine Treppe hinuntereilt, kommt ihm Porthos entgegen. Dieser trägt einen prächtigen Gürtel, dessen hinteren Teil er aber aufgrund von Spielschulden versetzt und durch einen einfachen Strick substituiert hat. D'Artagnans Eile führt dazu, dass Porthos' Mantel nach hinten gerissen wird. Damit wird der Blick auf die Halbheit seines Prachtgürtels frei, so dass »alle Welt« den billigen Ersatz sehen kann. Selbst wenn es gar nicht sicher wäre, dass irgendjemand dies wirklich bemerkt hat, müsste Porthos sich dadurch dennoch entblößt und entehrt fühlen. So muss er d'Artagnan zum Duell fordern.[123]

Das bürgerliche System der *Würde* hingegen funktioniert ganz anders. Es weist einen viel höheren Grad an Verinnerlichung auf. Kleine Vergehen werden übergangen, insbesondere dann, wenn sie nicht beabsichtigt waren. Denn es kommt viel stärker auf die inneren Intentionen als auf den äußeren Anschein an. Ab einem gewissen Ausmaß der Übertretung müssen auch Bürger handeln. Dies aber darf nicht eigenhändig geschehen, sondern muss auf dem Weg der Anrufung einer übergeordneten Instanz erfolgen – zum Beispiel der Justiz.[124] Deren Sanktionen aber gestalten sich nur in den seltensten Fällen als Einsatz des Menschenlebens. Vielmehr bilden sie in der Regel quantitativ abgestufte Formen von Wiedergutmachung und Rehabilitierung: Zahlungen bestimmter Geldsummen; einige Jahre Gefängnis, eventuell bedingt; mehrere Monate sozialer Arbeit etc.

Nun gibt es zwar in gegenwärtigen westlichen Gesellschaften Subkulturen, die dem Prinzip der Ehre verpflichtet sind. Allerdings finden diese Subkulturen sich vor allem in den Vorstädten, in Bevölkerungen von vorwiegend manuell arbeitenden Lohnabhängigen, oft mit Migrationshintergrund. Wer etwa an einem Sommertag in einem Wiener Außenbezirk so unvorsichtig ist, sein Eis auf die Motorhaube eines schwarzen Ford Mustang tropfen zu lassen, muss darum mit unmittelbarer physischer Sanktion rechnen. Wer die geheiligte Lederjacke des Mitglieds einer Motorradgang zu berühren wagt, ist so gut wie tot.[125]

Auch manche Charakterfiguren des Fußballes wie zum Beispiel der große Zinedine Zidane sind Männer der Ehre. Einen verbalen Insult seines Gegenspielers Materazzi im WM-Finale 2006 meldet Zidane nicht etwa dem Referee (wie es ein Vertreter des Systems »Würde« getan hätte), sondern schreitet selbst zum Kopfstoß gegen den italienischen Verteidiger.[126] Das schamlose Moralisieren und Zurschaustellen eigener Verletzlichkeit, wie es gegenwärtig in den Kultureliten üblich ist, wäre solchen Menschen fremd. Man würde sich dafür schämen, sich schwach zu zeigen.[127] Sich am postmodernen »Wettbewerb der Opfer« zu beteiligen und eigenen Opferstatus zu behaupten, erschiene ihnen undenkbar. Wenn die resoluten Vorstadtbewohner einander ärgern wollen, dann tun sie dies mit dem Zuruf: »Komm her, du Opfer!«[128]

7. Schamkrankheiten? Die »neuen Pathologien« und ihre möglichen Schamursachen

Wenig lautstark existiert neben den Fällen bewusster oder behaupteter, manifester Scham sowie den erwähnten, versteckteren Formen von »Scham der Verarmten« noch eine weitere eher unmerkliche Variante. Sie ist allerdings vielleicht die wirkmächtigste. Die *unbewusste Scham* äußert sich, wie der Psychoanalytiker Léon Wurmser erkannt hat, in einer Reihe von Maskierungen. Dort, wo die Scham, anders als in der aktuellen Pseudo-Schamkultur, keinem kulturell geachteten Sollen entspricht; wo also Menschen nicht auf eigene Scham stolz sind oder meinen, dass andere sich gefälligst schämen sollten, tritt die Scham gleichsam verschämt, gegen sich selbst gewendet auf. Sie zeigt sich in Gestalt von Reaktionsbildungen: zum Beispiel als Kälte, Erstarrung, scheinbare Arroganz, Verachtung, oder auch umgekehrt als Unterwürfigkeit, Tendenz zur Selbsterniedrigung, Gehemmtheit, Ängstlichkeit, als Schuldgefühl, als Phobie (z. B. als »Erythrophobie«, d. h. Furcht vor Erröten, oder soziale Phobie[129]), in Trotzhandlungen, als Lust an der Peinlichkeit, Exhibitionismus, als zwanghafter Ehrgeiz und Erfolgsstreben, kontraphobische Aggression etc.[130] Die maskierten Gestalten der Scham sind somit nicht nur wenig sozialverträglich, sondern oft auch pathologisch. Mitunter werden Menschen, wie Marks bemerkt, vor Scham »lieber todkrank als arbeitslos«.[131]

Auch in Bezug auf diese stille und verschleierte Form von Scham scheint eine für unsere Epoche charakteristische Veränderung aufgetreten zu sein. Psychoanalytiker wie Psychotherapeuten berichten von einer Vorherrschaft »neuer Pathologien«. In den »neuen« Symptomen kommt, wie Karl Stockreiter bemerkt, *»nicht die Verdrängung / Rückkehr des Verdrängten zum Ausdruck (…), sondern eine Lähmung des Begehrens«*.[132] Statt der klassischen hysterischen oder zwangsneurotischen Symptome scheinen vermehrt Leiden wie die Aufmerksamkeitsdefizit- / Hyperaktivitätsstörung ADHS, Burn-out, Essstörungen, Depressionen oder Süchte aufzutreten.

Wo sich früher ein entschlüsselbarer innerpsychischer Konflikt Ausdruck verschaffte, scheint sich jetzt oft nur noch eine quälende Leere leidender Subjekte zu zeigen. Manche sprechen darum auch – mit mehr oder weniger Ironie – von einem »Verschwinden des Unbewussten«.[133] Freilich sind viele der sogenannten »neuen« Pathologien seit langem bekannt und untersucht – die Depression zum Beispiel war bereits Gegenstand von Freuds Aufsatz »Trauer und Melancholie«.[134] Neu aber ist die Bedeutung und Verbreitung, die diese Pathologien gegenwärtig finden. Sie verändern das bisherige Verhältnis zwischen den Leidensformen – etwa indem sie sich an die Stelle anderer setzen.[135] Wer früher vielleicht ein neurotisches Symptom entwickelt hätte, leidet heute zum Beispiel eher an Depression. Diese Verlagerung wird von manchen Psychoanalytikern unter dem Gesichtspunkt der Scham begriffen. Denn während das Schuldgefühl deutlich den Konflikt einander entgegengesetzter Strebungen und psychischer Instanzen erkennen lässt, erscheint die Scham eigentümlich eindimensional und fast konfliktlos. Hier quält sich eine Person nicht in einem Hin und Her an sich selbst ab, sondern sie ist sich selbst vielmehr ohne jegliche Reserve peinlich. Die Scham befällt sie nicht wie die Schuld als wenigstens teilweise nachvollziehbare Wendung gegen sich selbst, sondern als etwas Fremdes, »Ich-Dystones«: als eine Art innere Totalopposition, der sie hilflos und ohne Möglichkeit der Einsicht oder der Abwägung ausgeliefert ist. Bei der Selbstquälung durch das Schuldgefühl gibt es eine meist unbewusste Lust, die aus der Identifizierung mit dem sadistischen Über-Ich gezogen wird – entsprechend der schlauen Bemerkung Nietzsches: *»Wer sich selbst verachtet, achtet sich doch immer noch dabei als Verächter.«*[136] Diese unbewusste Lustmöglichkeit scheint bei der Scham – abgesehen von ihren schicken, elitären Erscheinungsformen – völlig zu fehlen. In der Scham scheint nur stumme, ausweglose Verzweiflung zu herrschen. Der Verdacht, dass die »neuen Pathologien« in ihrem Kern als »Schampathologien« zu begreifen sein könnten, erscheint darum nicht unbegründet.

Wenn andererseits aber die Depression nach Auffassung der psychoanalytischen Theorie darin besteht, dass das Über-Ich das Ich kleinmacht und abwertet; wenn Depression also ein Gefühl der Minderwertigkeit und Defizienz ist, dann stellt sich die Frage, ob tatsächlich die Scham den Schlüssel zum Verständnis der Depression liefern kann. Denn entgegen vielen geläufigen Auffassungen besteht die Scham, wie bereits angedeutet wurde, nicht in einem *Zuwenig*, sondern in einem *Zuviel*. Ihre »Standardsituation« lässt sich wie folgt beschreiben: *Das Ich nimmt sich selbst als obszönen Überschuss wahr*. (Dies lässt sich alleine schon aus dem bereits erwähnten, für die Scham charakteristischen Bestreben nach Verschwinden und Beseitigung ablesen.)

Sehr schön ausgedrückt findet sich dieses Gefühl in einem Zitat aus Charles Dickens' Roman »David Copperfield«. Der Psychoanalytiker Léon Wurmser, der in seinem Standardwerk zur Scham eine beeindruckende Zahl schöner Passagen zu seinem Thema aus der Weltliteratur versammelt hat, zitiert diese Stelle, allerdings möglicherweise ohne aus ihrer Pointe die entscheidenden Schlussfolgerungen zu ziehen. Bei Dickens heißt es:

> »Wie sehr ich mich als eine Null fühlte, die niemand beachtete und doch jedem im Weg war.«[137]

Jemand, der sich schämt, hat nicht nur das Gefühl, keine Achtung zu bekommen, sondern vor allem auch die Empfindung, allen im Weg zu sein – ein Überschuss also, oder »a waste of space«, wie es in der Amazon-TV-Serie »The Affair« einmal heißt.[138]

Dieser Überschuss ist ein Verhältnis. Es besteht in der Diskrepanz zwischen einem bestehenden Sein und einem nicht bestehenden Platz für dieses Sein – zum Beispiel, wenn jemand seine Ehre verloren hat. Die Person ist noch da, aber die Ehre scheint verschwunden. Und um diese anstößige Diskrepanz zum Verschwinden zu bringen, möchte die Person selbst verschwinden, im Erdboden versinken, sich vor allen Blicken verbergen (wie der Fußballer, der nach verschossenem Elfmeter sich das Trikot über den Kopf zieht) oder sogar tot sein.

Die Redewendung »sich unmöglich machen« ist im Übrigen sehr treffend in Bezug auf die Scham. Was in der Scham fehlt, ist *Möglichkeit*, und nicht etwa *ein Stück Wirklichkeit* – wie es zum Beispiel in der Redewendung »Das hat noch Luft nach oben« zum Ausdruck gebracht wird.

Denn in der Scham geht es niemals darum, in irgendeiner Hinsicht schlecht abgeschnitten zu haben. Sie entsteht vielmehr dann, wenn man gleichsam überhaupt nicht mehr irgendwie abschneiden kann. Wäre man nur hinter seinen Möglichkeiten oder Zielen zurückgeblieben, so würden diese das Erreichte immer noch – um einiges oder sehr vieles – überragen. Bei der Scham aber sind Möglichkeiten oder Ziele verschwunden; deren Abwesenheit wird von der eigenen Existenz überragt, und zwar total. Darum kennt die Scham auch keine graduelle Kompensation; keine schrittweise Ergänzung in Richtung Ideal. Vielmehr bleibt ihr immer nur die totale Beseitigung von etwas, das als unerträglicher Rest ohne jeglichen Platz empfunden wird.

Die Frage, ob die neuen Pathologien sich an einem entscheidenden Punkt auf die Scham zurückführen lassen, entscheidet sich somit am gewählten Weg der Herleitung. Es ist möglich, dass es gangbare Wege dafür gibt. Der Weg über das depressive Gefühl der Minderwertigkeit aber ist es nicht. Denn er beruht auf einem irrigen Verständnis der Scham.[139]

Eine ganz andere, entgegengesetzte Konzeption der Scham hingegen eröffnet durchaus eine Perspektive. Darin lässt sich die Scham sehr wohl als »Leitaffekt« der Gegenwart sowie als

Schlüssel zu den neuen Pathologien begreifen. Wenn die Scham auf einem Überschuss beruht; wenn es also richtig ist, dass sie das Leiden an einem Missverhältnis zwischen einem Sein und einem verlorengegangenen Platz ist – dann lässt sich eine klassische Formel Jacques Lacans auf sie anwenden. Es ist Lacans ursprünglich für die Theorie der Angst entwickelte Formel vom »Mangeln des Mangels«.[140] Unter dem »Mangel« wird in der Lacan'schen Theorie weniger das Fehlen eines Objekts bezeichnet als vielmehr die Existenz einer Ordnung von Plätzen, die allererst das Fehlen eines Objekts ermöglicht. Sämtliche Bücher einer Bibliothek zum Beispiel können, auf einen Haufen geworfen oder auf Regale gestellt, einen mächtigen Eindruck machen. Aber bei diesen Anordnungen ist es nicht möglich, zu erkennen, ob ein Buch fehlt. Dies wird erst möglich, wenn es zusätzlich zu den Büchern ein System von Signaturen oder Plätzen gibt, die eine Korrespondenz ermöglichen, so dass man auf eine Nummer zeigen und feststellen kann, dass das dazugehörige Buch nicht da bzw. nicht an seinem Platz ist. Ebenso sieht jeder Bastler in seiner Werkstatt, wo für jedes Werkzeug ein entsprechender Umriss auf die Wand gemalt ist, auf einen Blick, ob eine seiner Zangen fehlt. Spinozas Satz, der Mangel sei ein Gedankending, erklärt sich aus diesem Zusammenhang.[141] Nur eine gedankliche, bildliche oder numerische Ordnung ermöglicht die Feststellung des Fehlens. Dinge alleine können nicht fehlen, weil Fehlen etwas Relationales ist. Dinge brauchen Plätze, um fehlen zu können.

Für Lacans Theorie des Begehrens ist diese Überlegung von der Notwendigkeit von Plätzen entscheidend. Nur wenn es Plätze für Dinge gibt, lassen diese sich begehren. Nicht im Fehlen von Dingen (wie in der Kritik an Lacan oft fälschlich angenommen wurde), sondern in der Existenz von Plätzen für mögliche Dinge besteht jener »Mangel«, welcher Begehren ermöglicht.

Wenn Scham also daher rührt, dass jemand sich selbst als

Ding wahrnimmt, für das der Platz verlorengegangen ist – etwa vergleichbar einem Buch in einer Bibliothek, für das es keine Signatur gibt (einem milden Fall des Unheimlichen im Leben des Bibliothekars) –, dann steht die Scham in engem Zusammenhang mit einem Verschwinden des Begehrens. Insofern könnte die Scham der »Leitaffekt« unserer Zeit sein: weil unsere Zeit, wie viele Kommentatoren erkannt haben, geprägt ist von einem allgemeinen Verschwinden des Begehrens – oder, in psychoanalytischen Begriffen: vom »Mangeln des Mangels«.[142] Schon Günther Anders hatte bemerkt, wir lebten in einer Zeit, in der nicht die Güter, sondern vielmehr die Bedürfnisse knapp geworden sind.[143] Der Soziologe Alain Ehrenberg in seinem Buch »Das erschöpfte Selbst« sowie auf dessen Spuren der Philosoph Byung-Chul Han mit seiner Zeitdiagnose »Müdigkeitsgesellschaft« haben diesen Schwund von Begehren als charakteristisches Symptom unserer Gegenwart beschrieben.[144]

Während die Menschen in den ersten Jahrzehnten nach dem Zweiten Weltkrieg in westlichen Gesellschaften, Ehrenberg zufolge, vieles wollten, aber nur manches durften, sei es in der Phase der Postmoderne zu einer seltsamen Umkehrung gekommen: Nun dürfen sie vieles (manche meinen sogar, alles), aber sie finden sich eigentümlich unfähig, es auch zu wollen. An die Stelle einer *Krise des Dürfens* (mit den der Psychoanalyse bekannten Symptomen der Verdrängung) ist eine *Krise des Wollens* getreten, die die Menschen erschöpft und depressiv zurücklässt.

8. Von den aktuellen Erscheinungsformen der Scham zu ihrer Theorie

Mit dieser kurzen Vorstellung, in der verschiedene aktuelle Erscheinungsformen der Scham Revue passieren durften, soll weder ein Anspruch auf Vollständigkeit noch auf Systematik erhoben werden. Die Aktualität des Problems sollte verdeutlicht werden, und bei der Betrachtung der Phänomene konnten bestimmte Charakteristika festgehalten werden, die der Theorie Hinweise liefern: Die Scham, so konnten wir sehen, hat auffällig oft mit einem *Überschuss* zu tun (etwa bei Konsum-, Verbrauchs- und Körperscham). Weil es in der Scham um einen als obszön empfundenen Überschuss geht, muss zur Linderung oder Abfuhr des Affekts immer etwas beseitigt werden. Bei der Scham *muss also immer etwas weg* (wie sich sowohl an den bekannten traditionellen Beispielen etwa der Selbsttötung wegen verlorener Ehre als auch an den aktuell imponierenden Phänomenen von Verbrauchsscham oder Körperscham sowie an der Cancel Culture erkennen ließ.)

Des Weiteren fiel der *binäre* Charakter der Scham auf: Sie ist kaum jemals graduell, sondern immer *total*; es geht um Sein oder Nichtsein (wie besonders bei der Scham durch Exponiertheit ersichtlich wurde). Außerdem ist die Scham, wie sich am »Fremdschämen« zeigte, *trianguliert*. Das bedeutet, sie bezieht sich auf einen Tatbestand und ist nicht bloß die Meinung anderer. Worin dieser Tatbestand genau besteht, werden wir noch klären müssen. Aber eben weil die Struktur der Scham neben Schamsubjekt und Beobachtern noch einen dritten Pol aufweist, ist der Affekt der Scham auch *delegierbar*. Jemand kann ungewollt anstelle von jemand anderem Scham empfinden – beziehungsweise empfinden müssen. Es ist, als würde ein Dritter sagen: ›Also, nachdem die peinliche Person sich nicht schämt, musst nun leider du es tun.‹ Das bedeutet, die Scham ist ein soziales Verhältnis. Sie ist nicht etwa nur eine egoistische Sorge um das eigene Erscheinungsbild oder um dessen Wahrnehmung durch andere. Diese anhand der Beobachtung ihrer aktuellen Erscheinungsformen gewonnenen Hinweise sollen im Folgenden für die Theorie der Scham nutzbar gemacht werden. Die Notwendigkeit und Dringlichkeit einer Theorie der Scham, die nicht mehr mit ihren bis heute nachwirkenden ersten Fehlannahmen zu kämpfen hat, sollte angesichts des massiven Auftretens von Phänomenen, die mit Scham zu tun haben, deutlich geworden sein.

Erste Enthüllung:
Die Scham ist nicht »außengeleitet«.

Der Irrtum der Anthropologen: Scham als Wirkung von Fremdbeurteilung. Schuld als Ruf des eigenen Gewissens

Margaret Mead und Ruth Benedict kommt das Verdienst zu, in ihren Arbeiten der 1930er und 1940er Jahre zwischen »Scham-« und »Schuldkulturen« unterschieden zu haben. Diese Unterscheidung ist äußerst produktiv.[1] Sie ermöglicht es, auffällige Unterschiede in den Handlungs- und Wertungsweisen verschiedener Kulturen zu erklären. Dementsprechend wurde die Unterscheidung bald in andere Kulturwissenschaften übertragen – so zum Beispiel von Eric R. Dodds, der wertvolle Einsichten über die Ethik der Homerischen Helden zu gewinnen vermochte, indem er sie als Produkt einer Schamkultur kennzeichnete.[2]

Allerdings erschienen die Produktivität und die Berechtigung dieser Unterscheidung sehr bald eingeschränkt und in Frage gestellt durch eine sich scheinbar notwendig aus ihr ergebende Schlussfolgerung. Mead und Benedict tappten in die Falle, diese Schlussfolgerung zu ziehen – und in ihrem Gefolge zahlreiche Forscherinnen und Forscher unterschiedlichster Disziplinen, und dies bis heute. So schreibt Benedict: »Schamgefühl ist eine Reaktion auf die Kritik der anderen.«[3]

Wir können diesen Irrtum den *»Irrtum der Anthropologen«* nennen – selbst wenn ihm inzwischen auch Altphilologen, Soziologen, Philosophen, Psychoanalytiker und viele andere erlegen sind und nach wie vor erliegen. Sie alle gingen und gehen davon aus, dass Scham ein *»außengeleitetes«* – das heißt: ein durch die Sichtweise anderer bestimmtes – Gefühl sei.[4] Scham sei doch, nach der übereinstimmenden Auffassung vieler Autoren, verbunden mit dem Gefühl, gesehen zu werden.[5] Also sei für ihre Entstehung entscheidend, ob man in den Augen anderer sich blamiert hat. Wie Bernard Williams verdeutlicht hat,[6] erlaubt diese These vom »außengeleiteten« Charakter der Scham zwei verschiedene Lesarten. Entweder gibt es dabei einen Tatbestand, der von anderen zur Kenntnis genommen und negativ beurteilt wird. Oder aber die ganze Sache liegt (wie etwa über die Schönheit oft behauptet wird) in den Augen dieser Betrachter. Deren Urteil beziehungsweise deren Meinung bildete dann selbst den ganzen Tatbestand.

Im ersten Fall würde alles davon abhängen, entweder den peinlichen Tatbestand zu vermeiden oder aber zu verhindern, dass er den anderen zur Kenntnis gelangt. Sobald der beobachtbare Tatbestand von anderen wahrgenommen wird oder sie davon erfahren, müsse man sich schämen; sonst aber nicht. Nur im zweiten Fall wäre die »Heteronomie« der Scham wirklich total: Der Ernstfall wäre kaum vermeidbar, denn alles hinge von der Meinung der anderen ab. Aus welchen Gründen sie zu dieser Meinung gelangt sein mögen, wäre völlig unerheblich. Nur wenn sie diese änderten, würden die Gründe für die Scham sich verflüchtigen. Die gegenwärtige Diskussion über »Verletzlichkeit« tendiert zu dieser zweiten Lesart. Nach dieser Auffassung hat, wer sich (zum Beispiel durch etwas vermeintlich Obszönes oder Beschämendes) verletzt fühlt, unweigerlich recht. Es gibt keine Möglichkeit des Missverständnisses, des Irrtums oder auch der Lüge.[7]

In beiden Fällen aber wäre die Meinung anderer für die Entstehung von Scham entscheidend.

Bei der Schuld hingegen kämen die Vorwürfe von »innen«, das heißt vom eigenen Gewissen beziehungsweise von der innerpsychischen Instanz des Über-Ich. Dass man selbst von etwas weiß – sei es von einer Tat oder auch von einer nicht ausgeführten bösen Absicht, oder gar nur von dem bloßen Gedanken daran – genügt darum, um von Schuldgefühlen erfasst zu werden. Die Schuld bedarf, wie Benedict schrieb, keines Publikums.[8] Scham sei folglich moralisch heteronom, Schuld dagegen autonom.

In dieser Schlussfolgerung erblickten die Leser und Kritiker von Benedicts »Chrysantheme und Schwert« mit Recht die These, Schamkulturen stellten innerhalb eines für alle Kulturen geltenden Fortschrittsmusters ein früheres, primitiveres Stadium dar als die Schuldkulturen. So, wie kleine Kinder alleine von der Furcht der Entdeckung ihrer Missetaten durch die Eltern geleitet sein mögen, während reifere Persönlichkeiten moralische Probleme mit sich selbst (beziehungsweise mit ihrem Über-Ich) aushandeln, verhielte es sich auch mit der Schamkultur Japans im Verhältnis zu den Schuldkulturen der USA und Europas. Die Japaner wären demnach, ebenso wie die Homerischen Griechen,[9] gleichsam kindlichere Vorläufer von modernen, mündigen Amerikanern und Europäern. Noch ohne eigenes moralisches Urteilsvermögen, würden sie sich ausschließlich von der Sorge um die Meinung anderer leiten lassen.

Für Mead und Benedict bedeutete diese Schlussfolgerung eine gravierende Niederlage – denn sie stellte den Bruch mit einem ihrer Grundprinzipien dar. Ausgerechnet jene großen Anthropologinnen aus der Schule des Franz Boas, die sich dem Prinzip des Kulturrelativismus verpflichtet hatte, gerieten somit in Verdacht, Vertreterinnen einer eurozentrischen, mit einem normativen Fortschrittsbegriff operierenden sogenannten »progressive anthropology« zu sein.[10]

Für die Kulturtheorien der Gegenwart stellt dieser Irrtum eine doppelte Gefahr dar. Einerseits verleitet er zu einem falschen Verständnis der Scham – und in der Folge zu fragwürdigen kulturbezogenen wie psychologischen und klinischen Schlussfolgerungen. Andererseits aber führt er auch zu einem falschen Verständnis der Gegenwartskultur. Nur weil unsere Kultur tatsächlich oft stark »außengeleitet« anmutet; weil also Menschen sich gegenwärtig – vielleicht mehr als früher – genötigt sehen, auf das Urteil anderer – insbesondere auf die möglichen *shitstorms* in den sogenannten sozialen Medien – zu achten, könnte daraus der Schluss gezogen werden, wir lebten in einer Schamkultur. Dass dies jedoch nicht der Fall ist, wurde in der Einleitung bereits zu zeigen versucht.

Um ein adäquates Verständnis der Scham zu ermöglichen und die Theorie vor diesen beiden Fehlschlüssen in beide Richtungen – von einem Irrtum über die Scham zu einem über die Kultur und umgekehrt von einer richtigen Kulturdiagnose zu einem Fehlschluss über deren Ursache – zu schützen, ist es notwendig, den ersten Hauptirrtum über die Natur der Scham zu widerlegen. Dazu soll er zunächst in seinem Vorkommen in der Gegenwart beobachtet und auf seine Ursprünge in der Anthropologie zurückverfolgt werden. Dann sollen die Aufklärung des Irrtums und seine Widerlegung folgen. Schließlich soll noch ein richtiges Moment herausgearbeitet werden – ein Stück Wahrheit, das zu der irrigen Auffassung verführt haben mag, das aber von ihr strikt getrennt werden muss, um an seinen richtigen Platz gestellt zu werden.

Aktualität des ersten Irrtums über die Scham

Das erste gravierende Missverständnis der Scham besteht wie gesagt in der Auffassung, die Scham würde sich an andere Menschen als Urteilsinstanz richten; die Schuld hingegen an das eigene Gewissen, das Über-Ich oder an eine »höhere Instanz«.

Scham wäre demnach »außengeleitet« und mithin moralisch fremdbestimmt, Schuld dagegen »innengeleitet« und moralisch autonom. Diese Auffassung findet sich in vielen jüngeren Publikationen vertreten. Idealtypisch formuliert zum Beispiel Müller-Herold:

> »Schuldig wird man vor seinem Gewissen oder vor Gott. Schuld ist, bildhaft gesehen, die ›vertikale‹ Dimension der Tatbewertung. Entweder geht es um Rechenschaft vor einem Gott, der über uns ist, oder um die Verantwortung vor den tieferen Sphären des Selbst, das in uns ist. (Im Gegensatz dazu ist Scham, das Gefühl des Bloßgestelltseins vor Mitmenschen, die ›horizontale‹, soziale Dimension der Tatbewertung.)«[11]

Derselbe Gedanke findet sich auch bei Neckel, der schreibt:

> »Nicht aber der Normbruch selbst läßt uns erröten, sondern die Vorstellung, dass andere von ihm wissen. Hier trennen sich Schuld und Scham, die beiden psychischen Wachposten der Person, die oft auch gemeinsam salutieren. ›Gewissensangst‹, die Grundlage des Schuldgefühls, bedarf nicht unbedingt Dritter, um wirksam das Ich zu bestrafen. ›Soziale Angst‹, die Grundlage des Schamgefühls, rührt sich dagegen erst in der Furcht vor Entdeckung.« (Neckel 2009: 109 f.)

In psychoanalytischen Begriffen bedeutet dies: Die Scham wäre eine unreife, infantile Form von Moralität, ausschließlich von der Furcht vor dem Verlust der Liebe anderer geleitet. Freud, auf den Neckel sich hier bezieht, nennt dies ›soziale‹ Angst.[12] Die Schuld dagegen wäre bereits das Produkt einer Verinnerlichung der Eltern- oder Sozialinstanz, mithin ein innerpsychisches, selbstkritisches Verhältnis. Oder, in anderen Worten: Die Schuld wäre bereits »trianguliert«; die Scham dagegen noch nicht.

Die Scham wäre also alleine von der Meinung anderer abhängig, möge diese auch falsch sein. Ihr Motto lautete demnach:

»Wenn ihr schlecht über mich denkt oder auf mich böse seid, dann muss ich mich schämen.« Es gäbe keine Verpflichtung der Parteien auf einen objektiven Tatbestand oder gar auf eine von ihnen unabhängige Instanz, und daher auch keine Möglichkeit der objektiven Klärung. Diese Struktur, die auch in vielen Auseinandersetzungen der Gegenwart wie zum Beispiel den sogenannten ohne jede Unschuldsvermutung oder Berufungsmöglichkeit operierenden »shitstormings« zunehmend zur Vorherrschaft gelangt, wird damit der Scham als inhärente Struktur zugeschrieben.

Auch viele weitere, oft hervorragende Autoren sind dieser wirkmächtigen Fehlauffassung erlegen, darunter auch manche Psychoanalytiker. Insbesondere innerhalb der psychoanalytischen Theorie kann diese Fehlauffassung dazu führen, die Scham im Vergleich zur Schuld als »unreifen« Affekt zu bewerten – und beim Versuch, andere Affekte oder Zustände, wie zum Beispiel die Depression aus der Scham abzuleiten, in Fehlschlüsse zu verfallen.[13]

Herkunft des Irrtums aus der Anthropologie

Die möglicherweise erste Formulierung einer solchen moralisch fremdbestimmten, »außengeleiteten« Konzeption der Scham, im Unterschied zur Schuld, hat Margaret Mead vorgenommen,[14] die 1937 schreibt:

> »In societies which are regulated by fear of being shamed, he is safe if no one knows his misdeed, he can dismiss his misbehavior from his mind. … But the individual who feels guilt must repent and *atone* for his *sin*.« (Mead 1937: 494)

Wenn es zu keiner Kenntnis der Tat durch andere Personen kommt, so würde in einer durch Scham regulierten Kultur demnach kein Problem für die betroffene Person entstehen.[15] Dies scheint zusammenzustimmen mit dem Umstand, dass die Scham immer zum Verschweigen der schändlichen Umstände tendiert, wohingegen das Schuldgefühl umgekehrt zur »Beichte« neigt und sich durch Beiziehung anderer Erleichterung zu verschaffen versucht.[16]

Mead unterscheidet dementsprechend zwischen »internen« und »externen« Sanktionen und illustriert dies mit einem hübschen Beispiel:

> »So the devout Catholic who alone on a desert island would still abstain from meat on Friday may be said to be responding to an *internal* sanction, which we customarily call conscience; whereas the businessman who regards a visit to New York as a suitable occasion for a debauch in which he would never indulge at home conducts his exemplary home behavior in response to an *external* sanction.« (Mead 1937: 493)[17]

Die bekannteste Formulierung über die vermeintlich »außengeleitete« Struktur der Scham – sowie die klassisch gewordene Version der Unterscheidung zwischen »Scham-« und »Schuldkulturen« – stammt von Ruth Benedict; aus ihrer 1946 veröffentlichten, mit kriegsbedingtem Forschungsinteresse entstandenen Studie über die Kultur Japans, »Chrysantheme und Schwert«. Benedict schreibt dort:

> »Vom Schamgefühl bestimmte Kulturen vertrauen auf externe Sanktionen, um richtiges Verhalten zu erzielen, und nicht, wie dies vom Schuldgefühl bestimmte Kulturen tun, auf eine von innen kommende Überzeugung der Sündhaftigkeit. Schamgefühl ist eine Reaktion auf die Kritik der anderen. Ein Mensch fühlt sich beschämt, wenn er öffentlich verlacht und kritisiert wird oder sich nur vorstellt, lächerlich gemacht worden zu sein.« (Benedict 2006: 196)

Diesem Befund zufolge bräuchte man sich nicht zu schämen, wenn andere von einer verächtlichen Tat (oder einem entsprechenden Zustand) nichts wissen. Und man müsste sich unweigerlich schämen, wenn die anderen davon erfahren (beziehungsweise man dies glaubt). Beide Annahmen sind jedoch, wie ich zeigen möchte, falsch. Das Wissen der anderen sowie deren Missbilligung bildet weder die *notwendige* noch die *hinreichende* Bedingung für die Scham.

Erster Gegenbeweis: Scham ohne Kenntnis und Verurteilung durch andere. Der Fall des »unschuldigen Missetäters«

Die Kenntnis und Verurteilung einer Missetat durch andere ist nicht notwendigerweise erforderlich, damit Scham entsteht. Menschen empfinden auch dann Scham, wenn andere nicht von der betreffenden Sache wissen oder sie nicht verurteilen (beziehungsweise wenn sie sich vorstellen, dass andere nicht davon wissen oder sie nicht verurteilen). Der Philosoph Alain hatte bereits treffend bemerkt: »Ein unhöflicher Mensch ist auch dann noch unhöflich, wenn er allein ist …«[18] Da die Höflichkeit auf einem System der Ehre bzw. der Scham beruht, lässt diese Bemerkung den Schluss zu, dass unhöfliches Verhalten auch dem einsamen Menschen auffällt und schamhaft peinlich ist. Denn wie Léon Wurmser, gestützt auf Demokrit, richtig anmerkt,[19] kann man sich auch vor sich selber schämen; die Scham beruht nicht notwendigerweise auf einer äußeren Verurteilung. Genau dies hatten auch die japanischen Informanten Ruth Benedicts betont. Ihnen erschien umgekehrt gerade die Schuld-Moral der Chinesen als heteronom. Die Chinesen, so die japanische Meinung, »… brauchen die Schuld, weil sie kein Schamgefühl haben.«[20]

Diese Einsicht über die moralische Autonomie des Schamgefühls lässt sich auch gut aus dem Bestand der psychoanalytischen Theorie gewinnen. Denn die Tabukulturen, die Freud in »Totem und Tabu« analysiert, sind Schamkulturen. Ein erster markanter Unterschied zur Schuld besteht, wie Freud bemerkt, darin, dass die Übertretung eines Tabus *selbststrafend* wirkt:

> »Es liegen zuverlässige Berichte vor, daß die unwissentliche Übertretung eines solchen Verbotes sich tatsächlich automatisch gestraft hat. Der unschuldige Missetäter, der z. B. von einem ihm verbotenen Tier gegessen hat, wird tief deprimiert, erwartet seinen Tod und stirbt dann in allem Ernst.« (Freud [1912–13]: 314)

Anders als die Schuld, die fremde Bestrafung fürchtet oder wünscht – und zwar so sehr, dass sie sogar, wie Freud erkannte, bereit ist, dafür Verbrechen zu begehen[21] –, straft sich die Scham also selbst. Schon bei der Bestrafung erscheint sie also eher innengeleitet und mithin moralisch autonomer als die Schuld.

Dies aber gilt nicht nur für die Bestrafung, sondern auch für die Verurteilung. Es ist für die selbststrafende Wirkung der Übertretung unerheblich, ob andere Personen das Tabu überhaupt kennen oder den Tatbestand der Übertretung wahrnehmen und verurteilen. Freuds »unschuldiger Missetäter« mag vielleicht durch ein Indiz erkennen, welches Tier er da gerade gegessen hat, noch ohne dass andere davon wissen; und dennoch ergeht es ihm so, als ob er Gift genommen hätte. Oder man hat den lokalen Informanten in Neuguinea im Auto in ein benachbartes, für ihn untersagtes Gebiet mitgenommen, und plötzlich, ohne dass andere davon Kenntnis bekommen hätten, verschlechtert sich sein Gesundheitszustand in beunruhigendem Ausmaß.[22]

Kein Urteil und keine Kritik anderer, jedenfalls nicht die der tatsächlich anwesenden anderen, ist erforderlich, um die Verurteilung und Bestrafung des »unschuldigen Missetäters« – mit ihren für die Schamkultur typischen Folgen eines manchmal bis zur völligen gesundheitlichen Vernichtung reichenden Verschwindens und buchstäblichen »im Boden Versinkens« – herbeizuführen.

Zweiter Gegenbeweis: Kenntnis und Verurteilung durch andere ohne Scham. Der Mann auf der Palme und der Mann mit der Zigarre

Zweitens aber bilden Wissen und Missbilligung seitens anderer Menschen auch nicht die hinreichende Bedingung für die Scham. Dies soll an einem Beispiel gezeigt werden, das in der anthropologischen, kulturwissenschaftlichen sowie philosophischen Diskussion gleichsam als Paradebeleg für die außengeleitete Struktur der Scham gilt. Bronislaw Malinowski berichtet vom Selbstmord eines jungen Trobrianders, dessen verbotenes Liebesverhältnis mit seiner Cousine ruchbar geworden war. Er schreibt:

> »The boy had committed suicide. The truth was that he had broken the rules of exogamy, the partner in his crime being his maternal cousin, the daughter of his mother's sister. This had been known and generally disapproved of, but nothing was done until the girl's discarded lover, who had wanted to marry her and felt personally injured, took the initiative. This rival first threatened to use black magic against the guilty youth, but this had not much effect. Then one evening he insulted the culprit in public – accusing him in the hearing of the whole community of incest and hurling at him certain expressions intolerable to a native.
>
> For this there was only one remedy; only one means of escape remained to the unfortunate youth. Next morning he put on festive attire and ornamentation, climbed to a coco-nut palm and addressed the community, speaking from among the palm leaves and biding them farewell. He explained the reasons for his

desperate deed and also launched forth a veiled accusation against the man who had driven him to his death, upon which it became the duty of his clansmen to avenge him. Then he wailed aloud, as is the custom, jumped from a palm some sixty feet high and was killed on the spot.»[23]

Nicht etwa Schuldgefühle und eine entsprechende Selbstverurteilung wegen seines Liebesverhältnisses, sondern ausschließlich die empfundene Schande und sein ruinierter Ruf haben den jungen Mann dazu gebracht, sich das Leben zu nehmen. Darum wird dieser Fall als Beleg für die außengeleitete Struktur der Scham interpretiert. So schreibt Maria-Sibylla Lotter:

> »Das Beispiel des jungen Trobrianders, der sich nach der Tirade eines eifersüchtigen Nebenbuhlers von einer Palme stürzte, wirkt auf uns gewiss fremdartig, sind wir doch gewohnt, außengeleitete moralische Empfindungen als typisch für quasi vormoralische Stadien der moralischen Entwicklung zu betrachten.«[24]

Auch Lotter betrachtet die Empfindungen des Trobrianders somit als außengeleitet. Aber Malinowskis Bericht enthält selbst alles, was nötig ist, um zu erkennen, dass es nicht die Kenntnis und Missbilligung des tabuisierten Liebesverhältnisses durch die anderen war, was den jungen Mann zu seiner Tat trieb – *und dass also seine Scham darum nicht als außengeleitet begriffen werden darf.*[25]

Denn Kenntnis und Missbilligung seitens anderer bestanden bereits seit längerem. Dies geht aus Malinowskis Bericht eindeutig hervor: *»This had been known and generally disapproved of«.*[26] Die anderen wussten also bereits von dem inzestuösen Verhältnis. Aber darin bestand nicht das Problem. Was den jungen Mann zur Selbsttötung trieb, war vielmehr der aktuelle Umstand, *dass der Nebenbuhler die Sache öffentlich gemacht hatte.* Erst dadurch änderte sich die Situation. Und dies bedarf der Erklärung. Denn der Rivale hatte demnach seine Indiskretion nicht gegenüber Ahnungslosen begangen; sondern er hatte dieser Gemeinde nur lautstark das mitgeteilt, was diese ohnehin bereits wusste und missbilligte. Um zu begreifen, was sich dadurch änderte, ist es notwendig, ein bestimmtes Merkmal der Scham in ihrer sozialen Funktionsweise näher zu beleuchten: das Diskretionsgebot.

Das Diskretionsgebot der Scham

Die Verpflichtungen der Scham bestehen nicht nur im *Verbot, sich Blößen zu geben und diese zu zeigen*. Sie beinhalten auch die *Verpflichtung, über Blößen anderer hinwegzusehen* (bzw. hinwegzuhören, -riechen, -fühlen etc.), sofern sie sich doch einmal zeigen. Neben der strengen, verbietenden Seite haben die Schamgesetze also auch eine gnädige, solidarische Seite. Man darf dem anderen seinen Makel nicht zum Vorwurf machen, ja nicht einmal zeigen, dass man ihn überhaupt bemerkt hat, sondern muss darüber hinwegsehen.

Ein bekannter französischer Witz kann dies recht gut veranschaulichen. Er betrifft die Frage, worin der Unterschied bestehe zwischen Höflichkeit und Takt. Die Antwort lautet: Höflich ist es, wenn man nach dem versehentlichen Öffnen einer Türe, hinter der sich eine nackte Dame befindet, sagt: »Pardon, Madame!« Takt aber ist es, wenn man in derselben Situation sagt: »Pardon, Monsieur!«[27]

Dieser Witz schildert nicht nur den Unterschied von Höflichkeit und Takt, sondern ebenso, wie es für unsere Untersuchung entscheidend ist, jenen zwischen einer Schuld- und einer Schamkultur. In einer Schuldkultur möchte der Missetäter für seine Tat exkulpiert werden, und er findet vielleicht sogar Erleichterung darin, sie dem bis dahin möglicherweise nichtsahnenden Opfer gegenüber zu gestehen. In einer Schamkultur hingegen muss genau dies vermieden werden. Man hat vielmehr den Anschein zu wahren und dem Opfer gegenüber den Eindruck zu vermitteln, es wäre so gut wie nichts geschehen. Auch im Fall beiderseitigen besseren Wissens muss dies so gehandhabt werden; »Opfer« und »Täter« müssen sich solidarisch dementsprechend verhalten.

Dieses Hinwegsehen und das solidarische Aufrechterhalten eines »Als-ob« ist eine Kulturleistung erwachsener Menschen. Schamkulturen dürfen darum nicht als »primitivere« oder »infantilere« Vorstufen vermeintlich »reiferer« oder »erwachsenerer« Schuldkulturen aufgefasst werden, wie dies eine lange Tradition der sogenannten, von der Annahme einer entsprechenden universellen »Kulturentwicklung« ausgehenden »progressive anthropology« getan hat.[28] Das solidarische Wahren des Anscheins ist erwachsenen Menschen möglich, weil sie die psychischen Voraussetzungen dafür besitzen, Illusionen zu durchschauen, aber deren materielle Spuren gleichwohl nicht zu zerstören, sondern als durchschaute liebevoll zu dulden. Diese Fähigkeit für Kinder erlernbar zu machen, bildet auch das Ziel jener Riten, worin die heranwachsenden Kleinen in ein Geheimnis eingeweiht werden – also jene in vielen Kulturen beobachtbaren Praktiken, wie sie bei uns zum Beispiel rund um den angeblich Geschenke bringenden Weihnachtsmann gepflegt werden.[29]

Auch Hans Christian Andersens Märchen von des Kaisers neuen Kleidern könnte in diesem Sinn gelesen werden: Die Erwachsenen haben sich – ganz im Geist des »Pardon Monsieur!« – darauf verständigt, über die Blöße des Monarchen hinwegzusehen. Nur das Kind versteht die erwachsenen Regeln des Takts nicht und muss mit der »nackten Wahrheit« herausplatzen. Es ist kein Zeichen überlegener, unverstellter Einsicht, sondern vielmehr ein Beleg für seine Kindlichkeit, die stillschweigende Übereinkunft der Diskretion nicht zu verstehen und ihre Regel zu verletzen.[30]

Schlussfolgerung:
Scham entsteht nicht, wenn alle von einer peinlichen Sache wissen. Die Scham bricht erst dann aus, wenn ein »Als-ob« zusammenbricht

Die Verletzung der Schamgebote tritt also nicht dann ein, wenn andere von dem verächtlichen Umstand erfahren – sondern vielmehr erst dann, wenn es ihnen unmöglich wird, darüber hinwegzusehen (das heißt: so zu tun, *als ob sie es nicht wüssten*). Durch die Verletzung des Diskretionsgebots wird die Scham akut, sozusagen »schlagend«. Erst als die allen bekannte Tatsache auch öffentlich gemacht wurde – das heißt, als sie so ausgesprochen wurde, dass niemand mehr so tun konnte, als wüsste er nicht davon –, wurde der junge Trobriander von Schamgefühlen überwältigt. Er fühlte sich offenbar als »Unperson« und wusste keinen anderen Ausweg, als für sein eigenes Verschwinden aus der Welt zu sorgen.

Darin besteht der Beweis dafür, dass die Schamkulturen keine außengeleiteten Kulturen sind: Nicht das Wissen und die Missbilligung der anderen, sondern das Scheitern einer bis dahin von allen aufrechterhaltenen Illusion ist die Ursache für die tödlichen Wirkungen der Scham. Nicht die anderen Personen bilden also die »Leitung« in dieser vermeintlich »außengeleiteten« Kultur. Es ist jemand anderer*: nämlich diejenige Instanz, für die das »Als-ob« in Szene gesetzt worden ist.* Die Frage lautet hier also: Für wen hält eine Kultur, in der alle von einer Sache wissen, den Schein der Unwissenheit aufrecht? Für wessen Blick inszenieren sie ein solches »Als-ob«? Wer darf etwas Bestimmtes nicht erfahren, weil sonst Scham entsteht?

Der Adressat des »Als-ob«: Mannonis »naiver Beobachter«

Die Psychoanalyse verfügt über eine Theorie dieser Instanz. Deren Entdeckung ist Octave Mannoni gelungen. Mannoni bemerkte, dass ein bestimmter Typ von Illusion nicht nur in den bekannten, durch Verleugnung geprägten Szenarien der Perversion am Werk ist. Vielmehr gibt es solche Illusionen auch in vielen alltagskulturellen Situationen. Diese Illusionen werden immer von allen Beteiligten aufrechterhalten, ohne dass irgendjemand von ihnen dabei der Getäuschte sein muss. Die Täuschung ohne Getäuschte ist offenbar an jemanden anderen adressiert. Obwohl alle Anwesenden Ungetäuschte sind, halten sie dennoch gleichsam zärtlich an der von ihnen durchschauten Illusion fest und sind – zum Beispiel beim Misslingen eines Zaubertricks im Varieté – eigentümlich enttäuscht, wenn die Illusion gebrochen wird. Mannonis Formel für dieses Zusammenspiel von aufgeklärtem Wissen und meist lustvollem gegenteiligen Verhalten lautet *»Ich weiß zwar, dennoch aber …«* (»je sais bien, mais quand même«).

Solche »anonymen« Illusionen – Einbildungen, die niemandes Einbildungen sind – lassen sich etwa beim Horoskop, bei augenzwinkernd vorgetragenen Lügengeschichten und Wunderkammerobjekten, beim Kinderspiel oder auch bei den Riten rund um den Weihnachtsmann beobachten.[31] Auch die »komische Illusion« im Theater besitzt diese Struktur. Es ist, schreibt Mannoni, als ob Schauspieler und Publikum dabei unter einer Decke steckten, um gleichsam einen »unsichtbaren Dritten« zu täuschen.[32] Alle handeln so, als ob sie sich von einem naiven Beobachter betrachtet fühlten, der die Gedanken der Menschen nicht kennt und dafür den von ihnen gebotenen Augenschein beurteilt. Wenn zum Beispiel eine höfliche Geste misslingt, dann ist der naive Beobachter enttäuscht, und es entsteht Scham, auch wenn die der Geste zugrundeliegende Absicht aufrichtig war und alle Anwesenden dies wissen.

Der naive Beobachter sieht und beurteilt also nur Äußeres. Aber er selbst sitzt nicht außen. Er findet sich ja nicht unter den Anwesenden. Vielmehr ist er eine *innerpsychische Beobachtungsinstanz*; den anderen von der Psychoanalyse entdeckten Beobachtungsinstanzen wie Über-Ich und Ich-Ideal vergleichbar (wenn auch nicht mit ihnen identisch). Dieser naive Betrachter ist in jedem Einzelnen der Anwesenden installiert. Und er ist jene Instanz, für deren Blick die Fiktionen in Szene gesetzt werden.[33]

Auch bestimmte ästhetische Effekte können wohl nur mit Hilfe dieser von der Psychoanalyse rekonstruierten Betrachterposition erklärt werden. Mannoni entwirft das schöne Beispiel eines Schauspielers, der einen Toten darstellen soll.[34] Reglos auf der Bühne liegend, muss er aber plötzlich niesen. Das Publikum bricht dann in Gelächter aus. Worüber?, fragt Mannoni, und er antwortet: Sie lachen über den unsichtbaren Dritten – das heißt: über das vorgestellte Erstaunen oder Entsetzen desjenigen, der (da er dem Augenschein vertraut) als Einziger nicht wusste, dass der Dargestellte nicht tot war und in dessen Verständnis nun ein Toter niest. Der unsichtbare Dritte müsste nun wohl ganz schön blöd schauen. Alle Zuschauer, die darüber lachen, müssen diesen unsichtbaren Dritten in sich tragen. Ihre Reaktion setzt ihn voraus, auch wenn es ihnen nicht bewusst sein mag.

Im Unterschied zu anderen innerpsychischen Beobachtungsinstanzen, die bei jedem Individuum unterschiedlich verfasst sind, ist der naive Beobachter, da er sich immer nur an den »objektiven« Augenschein hält, für alle erwachsenen Mitglieder einer Kultur derselbe. Sämtliche Illusionen, die in einer Kultur einem solchen naiven Beobachter zuliebe gepflegt werden, bilden darum einen Bestandteil dessen, was Lacan eine »symbolische Ordnung« nennt. Der naive Beobachter ist ein Aspekt von Lacans »großem Anderen«.[35] Der große Andere besteht also nicht nur aus Institutionen wie dem Inzestverbot, den Gesetzen sowie den Regeln der Sprache, sondern – wie Mannoni deutlich gemacht hat – ebenso sehr auch aus den milden Geboten der Diskretion sowie den Regeln des lustvollen Umgangs mit offenen Geheimnissen.[36]

Wenn man die innerhalb einer Schamkultur beobachtbaren Verhaltensweisen mit Hilfe dieses von der Psychoanalyse entwickelten Theorieelements untersucht, dann erscheinen sie weder »außengeleitet« noch (wie Maria-Sibylla Lotter formuliert) »fremdartig«. Denn auch in unserer westlichen Kultur, obgleich sie keine Schamkultur ist, existieren an manchen Punkten dieselben Strukturen des Umgangs der Öffentlichkeit mit mißbilligtem Verhalten.

Slavoj Žižek hat die Wirksamkeit eines solchen »Ich weiß zwar, dennoch aber« in unserer Kultur am Beispiel des Umgangs mit Respektspersonen und deren möglichen Verfehlungen aufgezeigt. Žižek schreibt:

> »Ein Machtinhaber kann seine Autorität nur behalten, wenn seine Untertanen ihm gegenüber eine gleichsam gespaltene Haltung einnehmen. Eine Haltung, die ihnen in gewissen Punkten den Zweifel verbietet. ›Wir wissen ganz genau, daß unser Herr hinter der öffentlichen Fassade ein Leben voller dreckiger Geheimnisse lebt, aber wir verhalten uns so, als ob wir es nicht wüßten.‹«[37]

Trotz besseren Wissens pflegen wir oft diskret den entgegengesetzten Anschein und halten für einen unsichtbaren Dritten eine Illusion aufrecht. Dies gilt zum Beispiel für den Umgang der Öffentlichkeit mit der 1998 ruchbar gewordenen Affäre des damaligen US-Präsidenten Bill Clinton mit der Mitarbeiterin des Weißen Hauses Monica Lewinsky. Žižek kommentiert dies wie folgt:

»Bis zur Veröffentlichung des Starr-Reports wußten wir alle (oder haben es zumindest angenommen), daß Bill und Monica ›es getan haben‹. Trotzdem haben wir Clinton unterstützt, solange seine Affäre dem Blick des großen Anderen verborgen blieb (solange es möglich war, den Anschein aufrechtzuhalten, daß wirklich nichts passiert war). Obwohl sie vermuteten, daß Clinton gelogen hat, als er seine Affäre mit ›dieser Frau‹ leugnete, haben die meisten Leute akzeptiert, daß er aufrichtig gelogen hat, mit innerer Überzeugung – also genauso, wie ich ›ehrlich lüge‹, wenn ich sage: ›Schön, dich zu sehen!‹«.[38]

Kenntnis (oder Vermutung) von Clintons Verfehlung gingen lange Zeit einher mit gleichzeitigem Aufrechterhalten des gegenteiligen Anscheins. Eine aufgeklärte Öffentlichkeit produzierte ein »Als-ob« – und zwar nicht etwa aus Sympathie für Clinton, sondern wohl aufgrund eines damals noch verbreiteten Gespürs für die Diskretionsgebote der Scham.

Genau wie im Fall des Trobrianders entstand darum erst in jenem Moment ein Problem, als die Glaubwürdigkeit der Inszenierung für einen naiven Beobachter einen Riss bekam – in diesem Fall, als der Bericht des Sonderermittlers Ken Starr an die Öffentlichkeit gelangte:

»Ernste Schwierigkeiten traten erst auf, als es mit der Veröffentlichung intimer Details für Clinton nicht länger möglich war, den Schein zu wahren, das heißt, als seine sexuelle Eskapade vom großen Anderen registriert wurde.«[39]

Nicht das Wissen der amerikanischen Wähler von der Affäre ist also entscheidend, sondern das Scheitern der Diskretion gegenüber dem großen Anderen. Nun kann die Öffentlichkeit den Schein nicht mehr wahren. Und damit wird, wie Žižek ausführt, die symbolische Autorität des Präsidenten beschädigt. Die Enthüllung gegenüber dem großen Anderen macht die diskrete Solidarität mit dem Präsidenten, aus der seine symbolische Autorität bestand, unmöglich.

Freilich führt dies nicht zu einer vergleichbaren Explosion der Scham mit so fatalen Folgen wie bei dem armen Trobriander. Davor sind Individuen, die in einer vorwiegend durch Schuld geregelten Kultur leben, durch deren alternative Sittlichkeitsprinzipien möglicherweise einigermaßen geschützt (während sie freilich andererseits dadurch zum Ziel von Amtsenthebungsverfahren und strafrechtlicher Verfolgung werden können). Die Beschädigung richtet sich in der Folge nicht nur auf den Ruf des Amtsinhabers, sondern vor allem auch auf den Respekt vor dem Amt als solchem. Wie Žižek zeigt, läutet der Starr-Report eine strukturelle Veränderung in der Gesellschaft ein, in deren Zug symbolische Autorität als solche zunehmend verschwindet und durch Autorität im Realen ersetzt wird:

> »Die Veränderung im Funktionieren der Machtstrukturen, die es möglich machte, intime Details aus Clintons Sexleben öffentlich zu machen, ist nur eine der Facetten eines globalen Prozesses. Im Verlauf dieses Prozesses geht der Untergang der symbolischen Ordnung einher mit dem Aufstieg paranoider allmächtiger Figuren, die ebendies versuchen: ihre Autorität im Realen zu begründen.«[40]

Nicht der Präsident versinkt in Scham, sondern vielmehr das, was dieser Kultur noch an Scham verblieben war, beginnt zu schwinden. Die Praktiken der Aufrechterhaltung eines »Als-ob« für einen naiven Beobachter verlieren ihre Verbindlichkeit. Solidarische Diskretion hört auf, das soziale Band dieser Gesellschaft zu bilden. Ihre symbolische Ordnung ist, wenigstens im politischen Bereich, immer weniger eine, in der Schamprinzipien gelten.

Auch wenn die Folgen in den beiden Fällen vom Mann mit der Palme und vom Präsidenten mit der Zigarre sehr verschieden sind, besteht hinsichtlich des für die Krise ausschlaggebenden Moments doch Gemeinsamkeit. Sowohl in der Kultur der Trobriand-Inseln der 1920er Jahre als auch in jener der USA um 1998 entstand das jeweilige Problem nicht in dem Augenblick, als andere von der vermeintlich peinlichen Sache erfuhren, sondern erst dann, als es ihnen unmöglich gemacht wurde, den Anschein zu wahren. Der maßgebliche Enttäuschte war nicht die jeweilige Öffentlichkeit, sondern die innerpsychische Beobachtungsinstanz des »großen Anderen« – oder, wie wir ihn auch bezeichnet haben: des »naiven Beobachters«.

Aus dem Diskretionsgebot der Scham und der Rolle des naiven Beobachters erklärt sich auch das zunächst so paradox erschienene Phänomen des »Fremdschämens«. Wenn der Versuch misslingt, ein offenes Geheimnis zu bewahren, entsteht Scham eben bei allen, denen dies misslungen ist. Sie sind dadurch selbst »aufgeflogen«, sozusagen »nackt« oder »entblößt« gegenüber diesem naiven Dritten. Auch die seltsamen übrigen Phänomene der Interpassivität hatten sich ja nur durch den Bezug auf diesen naiven Dritten erklären lassen: wenn zum Beispiel Intellektuelle, die in einer Bibliothek ein Buch fotokopiert haben, so tief befriedigt nach Hause gehen, als ob sie es bereits gelesen hätten, so erklärt sich dies daraus, dass sie beim Kopieren den Augenschein des Lesens geboten haben. Nicht sie selbst natürlich, aber den naiven Beobachter hat dies überzeugt. Und dessen Affekt wird von den Kopierenden, gegen deren besseres Wissen, unvermeidlich übernommen.[41]

Der Grund für den Irrtum der Anthropologen

Dass der naive Beobachter der ausschlaggebende Agent der Scham ist, zeigt sich auch an einem besonderen Punkt, der sich nur mit Hilfe von Mannonis Theorie erklären lässt. Die Meinung der anderen ist nämlich für das Schamgefühl noch aus einem weiteren Grund nicht maßgebend: *Denn selbst die anderen urteilen und empfinden im Augenblick, wo Scham ausbricht, nicht nach ihrer eigenen Meinung*. Stellen wir uns zum Beispiel vor, jemand würde beim Begräbnis eines Bekannten dessen trauernder Witwe kondolieren wollen, aber im letzten Moment dabei so unglücklich stolpern, dass er samt der Witwe ins offene Grab stürzt. Sicherlich würden sämtliche Anwesende wissen, dass es sich lediglich um ein peinliches Versehen handelt. Dennoch aber könnten sie nicht umhin, Scham oder Erheiterung (beziehungsweise wohl beides zugleich, Scham *wegen* der Erheiterung) zu empfinden. Es verhielte sich wie beim unglücklichen Schauspieler, der beim Darstellen eines Toten niesen muss. In solchen Momenten trennt sich das Wissen vom Affekt. Alle wüssten wohl, wie es sich wirklich verhält, dennoch aber müssten sie lachen aufgrund des gebotenen Augenscheins. Dies lässt sich nur mit Mannonis Formel »Ich weiß zwar, dennoch aber …« entschlüsseln. Denn Mannoni hatte damit ja nicht nur die Trennung zwischen Wissen und Illusion, sondern auch zwischen Wissen und einem mit diesem Wissen unvereinbar erscheinenden, aber dennoch zwingend auftretenden Affekt beschrieben. Dies ist auch hier der Fall: Das aufgeklärte Bewusstsein der Anwesenden würde deren eigene Meinung bilden. Aber der Affekt der Peinlichkeit beziehungsweise der ungewollten Erheiterung würde sie dennoch, gegen ihr besseres Wissen und ihre eigene Meinung, befallen. Denn sie könnten nicht umhin, sich – automatisch und sozusagen implizit – vorzustellen, wie die Sache in den Augen des naiven Beobachters aussehen müsste. Hier lässt sich erkennen, weshalb die Scham die Betroffenen immer so ungewollt befällt. Beim Schuldgefühl stimmt die Entstehung des Affekts mit dem eigenen Urteil überein. Beim Schamgefühl jedoch steht das eigene Urteil gegen jenes des naiven Beobachters. Letzteres aber gibt den Ausschlag für die Entstehung der Scham. Und weil wir diesen naiven Beobachter als eine psychische Instanz in uns tragen, können wir nicht anders, als mit ihm zu empfinden. Wir begreifen jetzt freilich auch, was die Anthropologen und die vielen, die ihnen gefolgt sind, zu ihrer Fehleinschätzung verleitet hat: »Außengeleitet« erscheint die Scham insofern, als sie sich unweigerlich gegen das bessere Wissen und das eigene Urteil der Betroffenen breitmacht. Es mag dann so scheinen, als ob dieses Ich-Fremde nur durch andere Personen verursacht sein könnte. Doch gerade am Diskretionsgebot der Scham konnten wir erkennen, dass auch die anderen diesbezüglich ebenso gespalten sind wie die betroffene Person selbst – und genauso gezwungen, gegen ihr eigenes Wissen zu empfinden und zu handeln.

Damit dürfte erwiesen sein, dass Schamkulturen nicht als außengeleitet betrachtet werden können. Ihre maßgebende Urteilsinstanz sind nicht die äußeren anderen Personen. Die Menschen, die vor Scham im Boden versinken oder sich das Leben nehmen wollen, werden vielmehr durch das gnadenlose Urteil einer innerpsychischen Instanz dazu getrieben. (Dies hat Léon Wurmser, der in dieser Hinsicht eine bemerkenswerte Ausnahme vom *mainstream* der Schamtheorien darstellt, mit großer Klarheit erkannt.[42])

Solche Menschen unterscheiden sich dadurch deutlich zum Beispiel von denjenigen, die heute einen *shitstorm* in den sozialen Medien fürchten oder die durch Praktiken des sogenannten »shaming« in die Knie gezwungen werden. Bei Letzteren mag soziale Angst das einzige Motiv ihrer Handlungen sein; eine innerpsychische Ausstattung mit Schamgefühl erscheint hier gar nicht mehr erforderlich. An die Stelle einer durch Scham geregelten moralischen Autonomie und einer inneren Verbindung zum Sozialen ist offenbar die nackte äußere Repression der Individuen durch ihre Umgebung getreten. Auf seine inneren Stimmen braucht niemand mehr zu hören, denn man bekommt ohnehin früh genug die Ablehnung durch äußere Stimmen schmerzhaft zu spüren. Es verhält sich ganz so, als hätten die Irrtümer der Anthropologen das Bild einer Welt gezeichnet, die es bisher nicht gegeben hat und die erst heute vor unseren Augen zur Realität wird.

Eine andere Art von Außenleitung

Wie viele Kommentatoren bemerkt haben, bricht die Scham oft aus aufgrund von moralisch *irrelevanten* Tatbeständen: einen Buckel haben; sich für zu dick oder zu dünn halten; beim Versuch des Händeschüttelns die Hand des anderen verfehlen, sie zu leicht oder zu fest drücken; jemandem versehentlich Wein aufs Gewand schütten; »underdressed« oder »overdressed« gekleidet sein für einen bestimmten Anlass; verkleidet zu einer Party kommen, für die die Kostümpflicht im letzten Moment abgesagt wurde;[43] oder sogar sich schämen, weil man den Auftritt von jemand anderem als peinlich empfindet. Und manchmal bricht die Scham nicht nur *abseits* des moralischen Empfindens, sogar *gegen* dieses aus, wie Hilgers gut bemerkt: Moralisch mag es geboten sein, auf Provokationen nicht mit Gewalt zu reagieren. Aber dennoch kann man sich dafür schämen, dass man sich etwas hat gefallen lassen und dass man nicht zurückgeschlagen hat.[44]

Darüber hinaus entzündet sich die Scham, im Gegensatz zur Moral, oft *an Kleinigkeiten*: ein winziger Fleck auf dem Hemd, ein fehlender Knopf, ein Toilettefehler, ein Pickel im Gesicht, eine unpassende Formulierung, ein als ungehörig empfundener Blick können die Scham zum Ausbruch bringen. Moralisch geboten dagegen erscheint es, die Aufregung in ihrem Ausmaß dem jeweiligen Anlass entsprechend zu dosieren, über Kleinigkeiten nobel hinwegzusehen und nur bei Bedeutenderem in größerem Umfang, wenn auch in gebotener Form, zu reagieren.

Die Prinzipien der Scham scheinen darum keine Identifizierung zu erlauben. Man kann nicht wie beim Schuldgefühl »einsehen«, dass die Verurteilung des Ich durch das Schamgefühl vernünftigen Prinzipien entspricht und gerechtfertigt ist. Dies ist der Grund, weshalb die Scham als »außengeleitet« erschienen war: Wenn man es selbst nicht einsehen kann, so die zu hastig gezogene Schlussfolgerung, dann müssen es wohl die anderen so meinen. Auch die anderen aber befällt die Scham, wie wir gesehen haben, gegen deren Meinung oder Überzeugung. Insofern haftet der Scham eine grundlegende und unaufhebbare Alterität an, die es beim Schuldgefühl nur in Ausnahmefällen gibt.[45]

Als »außengeleitet« kann man die Scham freilich noch aus einem anderen Sinn bezeichnen. In Kulturen oder Milieus, deren Ethik an Schamprinzipien orientiert ist, herrscht große Sorgfalt für Äußerlichkeiten. Auf das äußere Erscheinungsbild wird großer Wert gelegt, und großer Aufwand wird dafür getrieben, oft mit penibler Genauigkeit; Gesten der Höflichkeit werden in manchmal geradezu ausufernder Weise gesetzt und lustvoll zelebriert.

»Außengeleitet« bedeutet hier nicht die Orientierung an anderen Menschen, sondern Sorgfalt und Liebe für die Formen. In bestimmten, dem Prinzip der Scham verpflichteten Kulturen wird diesbezüglich ein beträchtlicher theatralischer Darstellungsaufwand geleistet. Wie Richard Sennett gut gezeigt hat, lässt diese Anstrengung die Menschen im öffentlichen Raum zu Schauspielern ihrer selbst werden.[46] Die Sorgfalt und Liebe zu den äußerlichen Formen bedeutet keine Unterwerfung unter die Kriterien anderer, sondern vor allem Selbstachtung – mindestens ebenso sehr wie Respekt für die anderen.

In dieser Hinsicht sind Schamkulturen oder Kulturen der Ehre sehr verschieden von Schuldkulturen beziehungsweise Kulturen der Würde. Schuldkulturen basieren auf einer je spezifischen Verbindung von Gesinnungs- und Verantwortungsethik, von Verantwortlichkeit sowohl für die Absichten als auch für die

Folgen des Handelns. Für eine Schamkultur erscheint demgegenüber die Bezeichnung »Verantwortungsästhetik« am treffendsten. Ungeachtet der persönlichen Absichten wird Verantwortung für die Folgen eigenen Handelns übernommen, insbesondere wenn diese einen unvorteilhaften oder unschönen Augenschein geboten haben; wenn es also nicht gelungen ist, Haltung zu zeigen und die Form zu wahren.

Zweite Enthüllung: Die Scham beruht nicht auf einem Zuwenig, sondern auf einem Zuviel. Die Scham kommt von unten, nicht von oben.

Der Irrtum der Psychoanalytiker: Scham als vom Über-Ich beanstandetes Defizit des Ich gegenüber einem Ideal

Neben dem im ersten Kapitel behandelten, aus der Anthropologie stammenden Irrtum, demzufolge die Scham ein außengeleitetes Gefühl wäre (weshalb die Angehörigen von Schamkulturen keinerlei individuelle moralische Autonomie besäßen), versperrt noch ein zweiter gravierender Irrtum bis heute das Verständnis der Scham. Dieser zweite Irrtum lautet, die Scham würde vom Über-Ich verursacht, wenn dieses am Ich einen Mangel feststellt. Der Abstand des Ich zu einem vom Über-Ich vorgegebenen Ideal bildete den Schamanlass. Mangelnde Stärke oder Leistung, mangelnde Schönheit oder Klugheit, mangelnde Moralität etc. wären also jene Formen individuellen Versagens, die von der innerpsychischen Beobachtungsinstanz des Über-Ich festgestellt, mit Aggression gegen das Ich bestraft und dort als leidvolles Schamgefühl empfunden würden. So schreibt Léon Wurmser:

> »Scham bezieht sich v. a. auf eigenes Versagen, darauf, daß man schwach, fehler- und mangelhaft ist; [...] Scham verdeckt und verhüllt Schwäche [...].«[1]

Diesen Irrtum in Bezug auf die Scham kann man als den der Psychoanalytiker bezeichnen. Durch ihre Erfahrung mit innerpsychischen Beobachtungsinstanzen waren die Psychoanalytiker mehrheitlich gegen den ersten Irrtum – die Annahme vom »außengeleiteten« Charakter der Scham – recht gut geschützt. So war den meisten von ihnen klar, dass ein so massiver, manchmal bis zur Selbstauslöschung reichender gegen das Ich gerichteter Impuls nur von innen, aus dem Inneren des psychischen Apparates, kommen kann. Allerdings kannten die meisten Psychoanalytiker dafür nur einen üblichen Verdächtigen – das Über-Ich (beziehungsweise, nach anderer Terminologie, das Ich-Ideal[2]). So folgen bis heute die meisten Autoren der Annahme Léon Wurmsers, der das Über-Ich als den auch für die Scham zuständigen »inneren Richter« bestimmte.[3] Octave Mannonis Entdeckung einer weiteren innerpsychischen Beobachtungsinstanz, des naiven Beobachters, ist den meisten Vertretern des Fachs entweder unbekannt geblieben, oder sie ist von ihnen zumindest noch nicht in die »Topik« des psychischen Apparates eingezeichnet und als entscheidender Faktor für eine Reihe von Affekten in Rechnung gestellt worden.

Innerhalb dieser Topik, welche die strukturellen Verhältnisse der innerpsychisch wirksamen Instanzen zueinander durch räumliche Darstellung beschreibt, ist das Über-Ich, seinem Namen entsprechend, oberhalb des Ich angesiedelt. Von dort oben kommen Idealanforderungen an das Ich. Das Über-Ich hält dem Ich ein ideales Bild (das »Idealich«[4]) vor, dem das Ich entsprechen oder nahekommen soll. Bei Nichtentsprechung – beziehungsweise »deficiency« des Ich[5] – wendet sich das Über-Ich vorwurfsvoll strafend gegen das Ich. Dies geschieht nach psychoanalytischer Auffassung durch Verlagerung von Besetzungsenergie: Diese wird vom Ich abgezogen und ins Über-Ich verlagert. Dadurch erscheint das Ich dann klein und schwach gegenüber einer Urteilsinstanz, die mit gesteigerter Wucht auf es losgeht.

Die Verortung der maßgebenden Beobachtungsinstanz im Über-Ich hat somit eine Reihe begrifflicher Vorentscheidungen zur Folge: Das Problem wird gestellt entlang der Markierungen »Über-Ich« – »Ideal« – »Verfehlen« bzw. »Mangel« – »defizientes Ich«.

Scham wird bestimmt als Ergebnis eines *von oben* beobachteten Tatbestandes[6] – nämlich dass es dem Ich nicht gelingt, ein ihm gesetztes Ideal zu erreichen oder diesem wenigstens nahezukommen.[7] Im Moment dieses Verfehlens – beziehungsweise seiner Beobachtung durch das Über-Ich[8] – würde Scham ausbrechen; insbesondere ein bestimmter Typus von Scham, den manche Autoren als »Idealitätsscham« bezeichnen.[9]

Nicht nur psychoanalytische Autoren haben diese Auffassung vertreten. Auch in andere Disziplinen wurde sie übernommen. So schlägt zum Beispiel die Anthropologin Creighton in dieselbe Kerbe, wenn sie das Problem als *»struggling for an ideal«*, und die Scham als Effekt von *»distance between one's actual and idealized state«* bezeichnet.[10] Auch in der Soziologie findet diese Auffassung sich prominent vertreten. In einem ansonsten äußerst fein beobachtenden und hellsichtig analysierenden Artikel beschreibt Sighart Neckel die Scham als

> »persönliches Verfehlen einer Norm, deren Einhaltung zum Inhalt des eigenen Selbstbildes gehört«.[11]

Mit dieser Auffassung befindet sich Neckel in guter Gesellschaft. Unterstützung findet er zum Beispiel bei Georg Simmel, der die Scham als »Riß zwischen der Norm der Persönlichkeit und ihrer momentanen Verfassung« charakterisiert.[12]

Schwierigkeiten dieser Auffassung

Dieser Art, das Problem der Scham zu stellen, stehen mehrere Schwierigkeiten entgegen. Sie zeigen sich zunächst an den beobachtbaren Unterschieden zwischen Schuld und Scham. So ist zum Beispiel jede Annäherung an ein Ideal, auch jede scheiternde, *graduell.* Die Schuld ermöglicht darum auch graduelle, quantifizierbare Wiedergutmachung, die Scham dagegen kaum. Man kann sich entschuldigen, nicht aber entschämen, wie Andrea Köhler treffend formuliert.[13] Denn die Scham ist, wie wir sehen konnten, in ihrem Wesen *binär* strukturiert. Bei der Scham geht es um Sein oder Nichtsein. Und wenn es nun, wie die meisten Autoren, auch die psychoanalytisch orientierten, bestätigen, bei der Scham um das Sein geht, dann stellt sich die nächste Schwierigkeit ein: Ist denn das Über-Ich als strenge Instanz der Beobachtung und Kritik überhaupt in der Lage, an einem *Sein* Anstoß zu nehmen? Sind, was das Über-Ich beurteilt, nicht ausschließlich *Handlungen* beziehungsweise die *Impulse* dazu?[14]

Und ist es denn nicht auch ein auffälliger Unterschied gegenüber dem Verfehlen eines Ideals, dass bei der Scham nicht das Ich weit entfernt ist von einem nach wie vor bestehenden Ideal, sondern es sich vielmehr umgekehrt verhält? Denn in der Scham ist das Ich ja nach wie vor da, als anstößiges Sein, aber das »Ideal« (wenn es denn eines ist), etwa die Ehre des Ich, ist fort und zunichtegemacht. Dies lässt sich gut ablesen an der Warnung des Stoikers Juvenal:

> »Betrachte es als den größten Frevel, das nackte Leben höher zu stellen als die Scham; und um des Lebens willen die Gründe, für die es sich zu leben lohnt, zu verlieren.«[15]

Man kann noch am Leben sein, aber das Entscheidende des Lebens verloren haben. Dann bricht Scham aus – sofern sie einen eben nicht zuvor bereits daran gehindert hat, das Entscheidende des Lebens zugunsten des nackten Lebens preiszugeben. Die Scham zeigt sich hier zugleich von einer bisher kaum beachteten, positiven Seite – als Bewahrerin und Schutzmacht für die Gründe des lohnenden Lebens. Auf diesen Punkt müssen wir etwas später noch zurückkommen.

Auch an einem anderen Detail der Scham lässt sich ein Unterschied zur gewohnten Vorgehensweise des Über-Ich erkennen: an ihrer Plötzlichkeit. Die Scham bricht immer völlig unverzögert aus, mit sofortiger, voller Gewalt. Das Schuldgefühl dagegen stellt sich oft erst langsam im Nachhinein ein, als zunehmend anschwellende innerpsychische Spannung, vulgo »Gewissensbiss«. Überdies regt sich das Schuldgefühl, wie Freud erkannte,[16] nicht nur dann, wenn bestimmten Triebimpulsen Folge geleistet wurde, sondern sogar noch stärker, wenn diese abgewehrt wurden. Ein solcher Sadismus zumindest ist dem Schamgefühl fremd. Dieses regt sich zuverlässig immer nur dann, wenn ein beobachtbarer Tatbestand vorliegt.

Daraus ergibt sich ein weiterer Unterschied, auf den wir im ersten Kapitel bereits hingewiesen haben. Die »Tatbestände« der Scham sind nämlich, im Gegensatz zu jenen der Schuld, grundsätzlich »ich-dyston«. Sie entziehen sich besserer Einsicht und jeglichem Argument. Das heißt: Auch wenn die Betroffenen ebenso wie die Beobachter genau wissen, wie die Dinge sich wirklich verhalten, entsteht dennoch Scham, wenn die Sache für eine naive Beobachtung »blöd« aussieht. Die Scham besitzt die von Mannoni beschriebene Struktur des »ich weiß zwar, dennoch aber«, die der Schuld wesensfremd ist.[17]

Auch hinsichtlich ihrer sozialen Funktion müssen Schuld und Scham unterschiedlich beschrieben werden. Das Schuldgefühl (oder die Furcht davor) bessert die Menschen jedenfalls kaum. So macht eine Steigerung des unbewussten Schuldgefühls die Menschen, wie Freud feststellen musste, allererst zu Verbrechern – eben weil sie sich durch die verpönte Tat Erleichterung von dem drückenden Schuldgefühl zu verschaffen versuchen.[18] Beim Schamgefühl dagegen ist es noch schwerer, ein diesbezügliches Urteil zu fällen. Sein sozialer Wert erscheint schwierig zu bestimmen, da es die Menschen einerseits zum Demonstrieren von Stärke und Tapferkeit, und damit nicht etwa nur zum Einsatz für die Gruppe und zum Schutz von anderen, sondern auch zu Gewalt gegen andere oder sich selbst verführt (etwa im Fall der sogenannten Ehrenmorde sowie der von Benedict berichteten Ehrenselbstmorde in Japan); wohingegen es sie andererseits aber auch zu sozialverträglicher tätlicher Zurückhaltung sowie zu edelmütiger Wahrung der Form, zu Diskretion, Großzügigkeit, dezenter Anmut und Eleganz anleitet.

Neben allen beobachtbaren *Unterschieden*, die gegen eine zur Schuld analoge Konzeption der Scham sprechen, bleibt der am Über-Ich haftenden Schamauffassung noch die Schwierigkeit, dass bei dieser Art der Problemstellung eine *Abgrenzung* der Scham von der Schuld kaum möglich scheint. Das Problem der Schuld wird ja in der Regel genau auf die soeben beschriebene Weise gestellt: Das Über-Ich beobachtet das Verfehlen einer Norm beziehungsweise eines Ideals durch das Ich und bestraft es dafür mit einer Aggression, die leidvoll als Schuldgefühl erlebt wird.[19] Was also wäre dann bei der Scham überhaupt anders?

Um eine Abgrenzung zu ermöglichen, versucht Wurmser den Unterschied auf der Ebene des Inhalts festzumachen – das heißt: an der unterschiedlichen Qualität dessen, wofür man sich schuldig fühlt oder schämt. In ihrem vollen Zusammenhang lautet die eingangs zitierte Passage Wurmsers dementsprechend:

> »Scham bezieht sich v. a. auf eigenes Versagen, darauf, daß man schwach, fehler- und mangelhaft ist; Schuld richtet sich letztlich auf Verletzung von und Angriff gegen Recht und Bedürfnis des anderen. [. . .] Scham verdeckt und verhüllt Schwäche, während das Schuldgefühl der Stärke Schranken setzt.«[20]

Es erscheint jedoch nicht ganz leicht, eine solche Konzeption der Scham als Reaktion auf Schwäche in Einklang zu bringen mit der Theorie sowie auch mit den Beobachtungen. Auf der Ebene der Theorie wirft Wurmsers Ansatz die Frage auf, warum Scham und Schuld denn manchmal auch gleichzeitig auftreten können, wie von manchen Autoren bemerkt wurde.[21] Dies scheint zu belegen, dass die beiden Affekte gar nicht auf ein und derselben Ebene stattfinden. Darum lassen sie sich offenbar nicht wie staatliche Territorien voneinander abgrenzen und nebeneinander in die Landkarte einzeichnen, so dass jedes von ihnen nur dort wäre, wo das andere nicht ist.

Aber auch auf der Ebene der Beobachtung erscheint Wurmsers Versuch einer Eingrenzung der Schaminhalte zu eng gefasst. Zeigen denn Menschen, die zum Beispiel gelobt oder bejubelt werden, nicht häufig Zeichen der Scham oder Gesten der Demut? In diesem Sinn bemerkt Max Scheler:

> »Zwar ist die Scham gar nicht wie die Reue von Hause aus auf Negativwertiges, geschweige sittlich Negativwertiges, gerichtet. Die Zurschaustellung eines individuellen Vorzugs, sei es vor anderen, sei es auch nur vor dem Licht des eigenen logischen Bewußtseins, erweckt sogar tiefere und reinere Scham als die eines Fehlers.«[22]

Nicht nur Schwäche, sondern auch Stärke kann also Schamanlass sein – so dass sich die Frage stellt, was die beiden gegenteiligen Qualitäten, Stärke und Schwäche, denn gemeinsam haben könnten. Und wie sich an den im Einleitungskapitel beschriebenen Phänomenen sehen ließ, basiert die Scham immer auf der Empfindung eines obszönen *Überschusses*, und nicht etwa auf einer *Minderwertigkeit*, einem »falling short«, oder einem *Mangel*. Auch die vermeintliche »Schwäche«, wenn sie den Schamanlass bildet, muss darum unter einem anderen Gesichtspunkt als bei Wurmser begriffen werden: Auch bei ihr könnte, anstelle eines

Mangels, ein Überschuss vorliegen.[23] Dass die Scham nicht auf einem Mangel beruht, lässt sich jedenfalls an ihren Folgen erkennen. Würde etwas mangeln, dann müsste wohl etwas Fehlendes *herbeigeschafft* werden. Bei der Scham aber, so fiel uns auf, muss immer etwas *weg*.

Die Auffassung der Scham als Reaktion auf Schwäche oder Minderwertigkeit: ein Erkenntnishindernis

Wenn es sich bei der Auffassung der Scham als eines Mangels, als eines vom Über-Ich beanstandeten Abstands zu einem Ideal, um einen Irrtum handelt, so sollten wir uns vielleicht kurz darüber verständigen, mit welcher Art von Irrtum wir es in diesem Fall zu tun haben. Während im Fall des ersten Irrtums, der Auffassung von der angeblich außengeleiteten Natur der Scham, aus einer richtigen Erkenntnis (nämlich dass bei der Scham Menschen sich beobachtet und nach Kriterien beurteilt fühlen, die nicht ihre eigenen sind) eine falsche Schlussfolgerung gezogen wurde, verhält es sich im Fall des zweiten Irrtums schlimmer. Hier spielt sich die Fehlleitung bereits auf der Ebene der ersten zum Einsatz gelangten Begriffe ab.

Beim ersten Irrtum handelte es sich um einen wissenschaftlichen Fehler, der sich innerhalb desselben Begriffssystems und sogar anhand seines eigenen Paradebeispiels (vom Mann auf der Palme) richtigstellen ließ.

Beim zweiten »Irrtum« dagegen handelt es sich um eine theoretische Fehlkonstruktion. Hier kann keine »immanente« Richtigstellung stattfinden. Vielmehr muss das gesamte System der Begriffe und Voraussetzungen neu konstruiert werden. Denn die Fehlkonstruktion hat zur Folge, dass etwas nicht nur falsch gedacht wird, sondern dass es sich dann gar nicht mehr anders als falsch denken lässt. »Wenn Menschen sich schlecht fühlen, weil sie sich schämen, dann heißt das doch, dass sie sich minderwertig fühlen, nicht wahr? Und wenn sie sich minderwertig fühlen, dann muss es doch einen idealen Wert geben, gegenüber dem der tatsächlich erreichte Wert als etwas Minderes erscheint. Es kann doch gar nicht anders sein!« – so in etwa lässt sich wohl der den regelmäßigen Fehleinschätzungen zugrundeliegende Kalkül zusammenfassen.

Eine nicht unerhebliche Schwierigkeit für die Theorie stellt dabei die »Phänomenologie« dar; das heißt, die Art, wie unter Schamgefühl leidende Menschen selbst oft ihre Empfindung beschreiben. Der sogenannte »gesunde Menschenverstand« tendiert nämlich in der Regel dazu, Scham als Gefühl der Minderwertigkeit oder als Folge mangelnder Leistung aufzufassen. Die Bezugnahme auf die Empfindenden leitet hier in die Irre. Denn die Empfindenden sind nicht die letzten, obersten Autoritäten in dieser Frage (ebenso wenig wie zum Beispiel jene Patienten, die ihrem Hausarzt gegenüber ihre Beschwerden als »Grippe« beschreiben). Sie haben ja nicht nur ihre Empfindung, sondern sie stellen sie auch in bestimmten Begriffen dar. Und dabei können Fehler passieren.

Diese fixe Idee besitzt somit den Rang eines »Erkenntnishindernisses« im Sinn des Wissenschaftstheoretikers Gaston Bachelard. Ein Erkenntnishindernis besteht in einer bestimmten Vor-Formulierung eines Problems durch Begriffe, die kein anderes Verständnis des Problems mehr zulassen.[24] Der ganze Problemhorizont der Schamtheorien dieses Typs ist durch den Begriff »weniger« (bzw. »minder«) beschränkt. Was hier zu denken schwerfällt, ist der Umstand, dass man sich auch schlecht fühlen kann, ohne sich darum als minderwertig zu empfinden. Man kann sich nämlich zum Beispiel auch als überflüssig empfinden.[25] Die meisten philosophischen und philosophisch inspirierten Schamtheorien leiden a priori unter der Beschränkung, die Scham als Empfindung eines »Zuwenig« auffassen zu müssen und sie nicht als die eines »Zuviel« begreifen zu können. Es verhält sich ganz ähnlich wie bei einem berühmten Fall eines Erkenntnishindernisses aus der Wissenschaftsgeschichte der Chemie: nämlich beim Problem der Entdeckung des Sauerstoffs.[26] Lange Zeit hatten die Forscher angenommen, bei der Verbrennung müsse das verbrennende Material um ein Element *ärmer* werden. Verbrennung wurde als ein Vorgang der Subtraktion aufgefasst (bzw. der chemischen Analyse). Das dabei als freiwerdend vermutete Element bezeichneten die Forscher als »Feuerluft« (»Phlogiston«). Sie folgten bei dieser Problemformulierung dem gesunden Menschenverstand, der Verbrennung ebenfalls aus verschiedenen guten Gründen als Minderung begreift: Wenn mein Haus verbrennt, ist es ja weniger bewohnbar als zuvor; es ist weniger wert; und wenn Papier verbrennt, bleibt Asche zurück, die leichter und für die meisten Zwecke weniger brauchbar ist als das Papier, etc. Wie Bachelard jedoch erkannte, ist der gesunde Menschenverstand einer der größten Saboteure wissenschaftlicher Begriffsbildung. Die von ihm produzierten Evidenzen geben sich alternativlos (»Wie soll es denn sonst sein!«); sie produzieren dadurch Blendung, wo nüchterne Sicht auf ein Problem nötig wäre; und sie fabrizieren Antworten und Lösungen, noch bevor eine präzise Frage oder Problemformulierung entwickelt werden konnte. Für die phlogistische Chemie »musste« es so sein, dass bei der Verbrennung etwas vom verbrennenden Stoff wegkam. Nur gelang es niemals, diese »Feuerluft« aufzuspüren.

Erst ein glücklicher Einfall des französischen Chemikers Antoine Laurent de Lavoisier führte dazu, dass dieses Erkenntnishindernis durchbrochen werden konnte. Lavoisier stellte als Erster die Frage, ob denn die Verbrennung notwendig als ein Vorgang der Verminderung (bzw. der chemischen Analyse) aufgefasst werden müsse; und ob sie sich nicht vielmehr als Vorgang der Vermehrung (bzw. der chemischen Verbindung) auffassen lasse. Bei der Verbrennung kommt zum verbrennenden Stoff ein Element hinzu, das der umgebenden Luft entnommen wird – der Sauerstoff. Die Entdeckung des Sauerstoffs gelang also erst, als ein Hindernis auf der Ebene der Theorie beseitigt wurde. Seine Nichtentdeckung beruhte nicht auf einer *Lücke* der empirischen Forschung, sondern, im Gegenteil, auf einer *Geschlossenheit* der theoretischen Vorannahmen.[27] Auch das Erkenntnishindernis selbst ist, analog zum Sauerstoff, eine Fehlbildung in den Wissenschaften, die nicht auf einem *Mangel* an Erfahrung, sondern auf einem *Überschuss* an Vorannahmen beruht.[28]

Versuch einer Neukonstruktion. Scham als Wirkung einer Beobachtung von unten

Da die gesamte »Begriffsmechanik« dieses Irrtums beim Über-Ich ihren Ausgang genommen hat, muss eine Neukonstruktion wohl zuerst an diesem Punkt ansetzen. Wenn der Blick von oben immer einer ist, der das Ich an einem höher hängenden Ideal misst, dann muss für die Erklärung der Scham eine andere Blickrichtung gesucht werden. Da wir im ersten Kapitel bemerken konnten, dass die Veranstaltungen der Schamvermeidung, die Diskretion des »Als-ob« sowie die Ausbrüche der Scham immer mit der Instanz des von Mannoni entdeckten »naiven Beobachters« zu tun haben, erscheint es uns folgerichtig, in dieser Instanz den beobachteten Schamauslöser zu lokalisieren. Und da der naive Beobachter dank seiner Naivität, die ihn immer nur den Augenschein erkennen lässt, dem Ich, das zwischen Augenschein und Wahrheit zu unterscheiden vermag, unterlegen ist, dürfen wir den naiven Beobachter topisch wohl *unterhalb* des Ich im psychischen Apparat ansiedeln. Dies würde mit der beobachteten Gesetzmäßigkeit der Scham übereinstimmen, wonach ihre Behebung immer in der Beseitigung von etwas gesucht wird. Für das Über-Ich, das von oben blickt, ist am weiter unten sich befindenden Ich meist etwas zu wenig. Für eine von unten zum Ich hinaufblickende Instanz hingegen könnte am Ich eher etwas zu groß, zu anmaßend oder zu viel erscheinen.

Nun gibt es eine Theorie, die tatsächlich die Scham als Ergebnis eines Blicks von unten auf das Ich gefasst hat. Es ist die von Günther Anders aus Anlass seiner Analyse der »prometheischen Scham« entwickelte, allgemeine Konzeption der Scham. Anders gesteht dabei freimütig ein, dass die von ihm gewählte Terminologie nicht mit der psychoanalytischen übereinstimmen mag, wenn er vom »Es« und vom »Ich« spricht.[29] Dennoch ist die von Anders gewählte Herangehensweise, das Problem als eines der Blickrichtungen zu stellen, wohl als genuin psychoanalytisch zu bezeichnen.[30]

Anders rekonstruiert die Scham als Ergebnis zweier verschiedener Blickrichtungen. Dabei dienen ihm zwei verschiedene Beispiele als Ausgangspunkt. In beiden Fällen ist die Ursache der Scham dieselbe. Was zur Scham Anlass gibt, ist die »ontische Mitgift«, also, in Anders' Worten:

> »... alles Nicht-Ichhafte überhaupt, alles Vor-Individuelle, welcher Art auch immer, an dem das Ich, ohne etwas dafür zu können, ohne etwas dagegen tun zu können, teilhat; dasjenige, was es, sofern es *ist, auch*-sein, was ihm ›mitgegeben‹ sein muß. Darum nennen wir es auch die ›ontische Mitgift‹.«[31]

Die Wahrnehmung einer solchen Mitgift führt zur Scham. Diese ist nach Anders eine »Identifikations-Störung«[32]. Und bei jeder Identifizierung seien, so Anders, zwei Pole am Werk: ein Identificator und ein Identificandum.[33] Daraus ergeben sich zwei Möglichkeiten. Im ersten Fall, den Anders zum Beispiel bei der Geschlechtsscham gegeben sieht, fällt es dem Ich als Identificator schwer, sich mit dem Es als Identificandum zu identifizieren, da dieses mit der gesamten beschwerlichen Mitgift der Sexualität belastet scheint. Geschlechtsscham sei die »Desorientierung des

Menschen, der sich statt als ›Ich‹ als ›Es‹ vorfinde, und der sich vergeblich abmüht, sich mit sich zu identifizieren«.[34] Hier würde das Ergebnis lauten: *»Das ›Ich‹ schämte sich des ›Es‹.«*[35]

Es gibt aber noch einen zweiten Fall. Anders beobachtet ihn am Beispiel eines Kindes, das, von einem Erwachsenen nach seinem Namen gefragt, sich schämt, ihn zu nennen. Der Grund dafür scheint Anders darin zu liegen: »Zum ›Ich‹ hat es sich noch nicht zugespitzt.«[36] Es hat sich, so Anders, »aus dem ›Grunde‹, in dem es lebt, noch nicht herausgenommen«. Und eine der wörtlichen Bedeutungen der Wendung von »sich etwas herausnehmen« ist, wie Anders mit feinem Gespür bemerkt, die Unverschämtheit.[37] Die »kältere Seinsart« des Ichseins ist, so Anders, dem Kind noch fremd.[38] Auch wenn es spürt: ›*Ich* bin gemeint‹, hat es – wenigstens angesichts des überlegenen Erwachsenen – das Gefühl: ›Ein *Ich* bin ich noch nicht‹. Darum schreckt es zurück.

Aber, fragt Anders: »Ist es denkbar, daß es das Ich ist, das zurückschreckt, wenn dasjenige, *was* Angst und Schrecken einjagt, das drohende Ich-sein ist?« Und er antwortet:

> »Undenkbar. Denkbar ist allein – und so befremdlich es klingen mag, so allein kann die Antwort auf die wer-Frage lauten: Das Subjekt [...] des Zurückschreckens ist das noch nicht zur Ichheit zugespitzte Wesen, als das ›Es‹.«[39]

Dem Es fällt es hier schwer, sich mit dem Ich zu identifizieren. Und diese Identifikations-Störung verursacht Scham. Es ist in diesem Fall also das Es, das sich des Ich schämt. – Damit hat Anders tatsächlich die Scham als Wirkung einer innerpsychischen Beobachtung *von unten* bestimmt. Nicht vom Über-Ich und also von oben, sondern von unten, vom Es, geht hier die Scham aus.

Und dies ist, wie Anders bemerkt, nicht nur eine vielleicht selten auftretende Möglichkeit: »denn vieles spricht dafür, daß die Scham, ›Ich‹ zu sein, die allgemeinere ist und ursprünglicher als die Scham, Nicht-ich zu sein.«[40] So trifft Anders diese Struktur in einer ganzen Reihe von Beispielen an:

> »Der Redner, der die Menge (statt weiter in ihr eingebettet zu bleiben) konfrontieren muß: schämt er sich nicht, *als er selbst* aufzutreten? Schämt er sich nicht, unter dem Sperrfeuer der Blicke dem ›coram‹ preisgegeben zu sein? – Und der ungewöhnlich Gekleidete? Und der Fremde in der Fremde? Laufen sie nicht deshalb Spießruten, weil sie es sich ›herausnehmen‹, ›Ausnahmen‹ zu sein, weil sie *als sie selbst* auffallen, also herausfallen [...]?«[41]

Besonders treffend erscheint hier die Formulierung vom »Herausfallen«. Es ist also, um an die Formulierung von Creighton zu erinnern, kein »falling short« gegenüber einem Ideal, sondern vielmehr ein »falling out« gegenüber einer Regel (oder, biblischer formuliert, ein »falling from grace«). Keinen Platz mehr unter den anderen zu haben und dennoch, dank der Ausdehnung der ontischen Mitgift, einen solchen einzunehmen – das ist das Problem in diesem Fall (und bei diesem Fallen).

Dass dies die typische Ursache der Scham bildet, ist für Anders ersichtlich. Er schreibt: »Und spricht nicht sogar alles dafür, daß diese Scham, die Norm zu durchbrechen, sogar der Prototyp der *moralischen Scham* ist? Der Ungehorsame, der sich die Freiheit ›herausgenommen‹ hat, sich aus dem Normalen und der Norm herauszuheben – schämt er sich nicht, wenn ertappt, *als er selbst* dazusein?«[42]

Dieser Konstruktion, worin die Scham als Ergebnis eines Blicks von unten aufgefasst wird, trägt somit auch dem Tatbestand Rechnung, dass nicht das Ich als defizient erscheint, sondern dass vielmehr jenes »Ideal«, mit dem es sich decken soll, fort ist. Der Stein des Anstoßes aus der Untersicht ist ein resolutes Sein oder »Dasein«, das keinen Platz in einer Regel hat.[43]

Das Unter-Ich

Der »Prototyp der moralischen Scham« kommt nach Anders' Auffassung also dann zustande, wenn das *Es auf ein Ich* blickt, das sich zu viel herausgenommen hat und dadurch aus der Reihe fällt. Damit hat Anders, noch vor den Psychoanalytikern, die Möglichkeit einer innerpsychischen Beobachtungs- und Beurteilungsinstanz, die *unterhalb des Ich* situiert ist, entworfen. Man muss diese Instanz nicht unbedingt als ein ›Es‹ im Sinn der Psychoanalyse bezeichnen (und darauf hat Anders, wie gesagt, auch keinen Wert gelegt). Aber das Entscheidende ist seine Entdeckung, dass es im psychischen Apparat eine Beobachtung von unten gibt.[44]

Genau darin besteht innerhalb der psychoanalytischen Theorie das Verdienst von Octave Mannoni mit seiner Konstruktion des »naiven Beobachters«. Damit entdeckte Mannoni eine Instanz, die von unten auf das Ich blickt, und zwar – im Gegensatz zum Über-Ich, dem selbst die verborgensten Regungen des Ich ersichtlich sind –, mit einem eigentümlich naiven Blick, der sich nur an Äußerlichkeiten hält und immer glaubt, was er sieht. Diese Entdeckung eröffnet der psychoanalytischen Theorie eine Reihe von Erklärungsmöglichkeiten. So werden begreifbar: die Freude an den durchschauten Illusionen der Kunst (etwa des Trompe-l'oeil), die Begeisterung und der »heilige Ernst« des Spiels,[45] die Erheiterung über das Unheimliche des »niesenden Toten« im Theater, das Zwingende der Horoskope und abergläubischen Betätigungen, ja sogar die Symptome von Zwangsneurose und Perversion, bis hin zur Wirksamkeit der erzwungenen Spiele.[46]

Um dem Gedanken Rechnung zu tragen, dass eine solche von unten beobachtende Instanz im psychischen Apparat existiert, um sie in der Topik dieses Apparates zu verorten und festzuhalten, dass von unten nicht nur Triebansprüche, sondern auch normative Forderungen an das Ich herangetragen werden, habe ich vorgeschlagen, für Mannonis »naiven Beobachter« den Terminus »Unter-Ich« zu gebrauchen.[47]

Was sich von unten sehen lässt

Versuchen wir einmal, zu rekonstruieren, was das Unter-Ich aus seiner Perspektive am Ich sehen kann und wann dies zum Auslöser von Scham gerät.[48] Das Unter-Ich (der naive Beobachter im Sinn Mannonis) ist, da es eine frühere, zurückgelassene Stufe der Ich-Entwicklung darstellt,[49] naiver als das reifere Ich. Darum kann das Unter-Ich nur Äußeres erkennen. Es hält sich an das Sichtbare und vertraut diesem. Gedanken oder Absichten des Ich bleiben ihm dagegen verborgen. Ähnlich wie einem Kind aber sind dem Unter-Ich dafür Kleinigkeiten wichtig. Es achtet auf Details und erfreut sich geradezu kindlich an der Perfektion ihrer Ausführung.

Die Beziehung des Unter-Ich zum Ich – und darin unterscheidet es sich signifikant vom Über-Ich[50] – trägt *erotische* Züge. Das Unter-Ich blickt zum Ich mit einer Art von liebevoller Bewunderung auf. Denn das Ich ist (im Verhältnis zu ihm) groß, es hat sich etwas herausgenommen und stellt etwas dar – nämlich zum Beispiel die »ontische Mitgift«. Strenger psychoanalytisch betrachtet, hat das Ich dem Unter-Ich noch einen weiteren Vorzug voraus. Es hat gelernt, zwischen Außenwelt und Innenwelt zu unterscheiden. So vertraut das Ich nicht nur dem Augenschein, wie es das Unter-Ich tut, sondern bildet sein Urteil gestützt auf einen Wechsel zwischen der Beobachtung des Sichtbaren und der Spekulation über innere Motive und Gedanken. Die dafür erforderliche Unterscheidung zwischen Außenwelt und Innenwelt eröffnet sich in der individuellen psychischen Entwicklung beim Ausgang aus dem sogenannten »primären Narzissmus«.[51]

Das Unter-Ich aber hat diesen Schritt nicht zur Gänze vollzogen, sondern nur etwa halb. Es ist zwar sehr wohl zur Außenwelt und zum sogenannten »Realitätsprinzip« übergegangen. Denn es achtet ja sehr genau auf Äußeres; mit einem Objektivitätssinn, der geradezu einer wissenschaftlichen Haltung gleicht. Es hält sich dabei übrigens keineswegs nur an das Sichtbare, sondern zum Beispiel auch an das Gesagte, an dessen Wortlaut es sich wie ein Kind klammert, ohne aber komplexere Figuren des Sprechens wie indirekte Rede, Scherz oder Ironie durchschauen zu können.[52] Das heißt, das Unter-Ich steht zur Gänze auf dem Feld des »Anderen«, der Objektivität; aber es hat demgegenüber kein eigenes Feld für sich. In psychoanalytischen Begriffen bedeutet dies: Es hat den Schritt der »Alienation« vollzogen und ist zur Gänze ein Teil des »Anderen« geworden. Aber es steht noch vor der »Separation«, jenem nächsten Entwicklungsschritt, mit dem sich ein Subjekt vom Anderen absetzt.[53]

Die Ehre. Das positive Guthaben der Scham

Genau dafür, dass ihm das Ich um diesen weiteren Schritt voraus ist, bewundert das Unter-Ich das Ich. Stolz und Ehre, die ein erwachsenes Ich besitzt, sind die Effekte dieser innerpsychischen Bewunderung. Darin besteht eine der selten erwähnten Eigentümlichkeiten der Scham. Anders als die Schuld, bei der man bestenfalls auf null, im Zustand der Unschuld, oder aber nur im Minus sein kann, kennt die Scham nämlich buchstäblich einen positiven Zustand – sozusagen ein Guthaben. Dies bedeutet, dass das Feld der Scham auch glückliche Zustände kennt. Es gibt hier, anders als bei der Schuld, auch etwas Schönes (»grace«). So lässt sich verstehen, dass die Struktur der Scham auch als die einer »Verantwortungsästhetik« beschrieben werden kann.

Hier erklärt sich das zuvor im Zitat von Juvenal aufgetauchte Moment: Die Scham steht auf der Seite von etwas Positivem, Schönem, nämlich der »Gründe, für die es sich zu leben lohnt«. Das Schöne bei der Scham ist, wie gesagt, die Ehre, der Stolz beziehungsweise der Respekt vor sich selbst. Die Ehre ist jenes ethische Stützsystem, das die Individuen mit jenen Schamsignalen versieht, durch die sie zu ihrer noblen Haltung angeleitet und vor dem Ausbruch des Schamaffekts geschützt werden.[54] Zugleich hilft ihnen die Ehre, die von ihr ausgesendeten Schamsignale nicht mit der Scham selbst zu verwechseln. Als positives »Guthaben«, als Gefühl eigener Stärke und Haltung, schützt es sie auch davor, schon das Signal als beschämend zu empfinden.[55]

Der altgriechische Ausdruck für die Scham, »aidos«, muss darum nicht immer nur im Sinn des Schämens verstanden werden, sondern auch im Sinn von dessen positivem Gegenstück, des Stolzes. Pierre-Marie Morel hat dies gut erkannt, wenn er in seinem Kommentar zu Demokrits Ethik bemerkt, diese fordere, dass man sowohl fähig sei, sich schlechter Handlungen zu schämen, als auch so zu handeln, dass man Respekt vor sich selbst empfinde.[56]

Wenn Agamemnon im 5. Gesang der Ilias mit demselben ethischen Appell die Griechen zum Kampf ermutigt, dann muss dies darum vielleicht nicht notwendigerweise wie folgt übersetzt werden:

> »Freunde! seid Männer und faßt euch ein wehrhaftes Herz!
> Habt Scham voreinander in den starken Schlachten!
> Da wo Männer sich schämen, werden mehr gerettet werden, als getötet;
> Den Fliehenden aber entsteht weder Ruhm noch Rettung!«
> (Il.5.529–532)[57]

Es scheint auch diese Übersetzung möglich:

»Seid nun Männer, o Freund', und erhebt euch tapferen Herzens!
Ehret euch selbst einander im Ungestüme der Feldschlacht!
Denn wo sich ehrt ein Volk, stehn mehrere Männer denn fallen;
Doch den Fliehenden wird nicht Ruhm gewährt, noch
Errettung!«[58]

Es ist sogar deutlich wahrscheinlicher, dass ein Heerführer, der seine Kämpfer ermutigen will, eher an deren Ehrgefühl und damit an ihre Stärke appelliert, als dass er ihnen mit dem Verweis auf die Scham gleich auch ein Bild ihrer Schwäche vor Augen stellte. Solcher Stolz und solche Ehre wirken handlungsleitend und halten Menschen sozusagen »proaktiv« in der Spur. Wer mit geschwellter Brust auftritt, wird spontan mutig und zuversichtlich agieren. Dies haben Fußballtrainer gut begriffen, die in letzter Zeit immer wieder ihre Spieler auffordern, eine couragierte Körpersprache auf dem Platz zu zeigen. Aus demselben Grund erklärt sich auch, warum im militärischen Kontext so großer Wert auf Formen gelegt wird: die penible Sauberkeit der Uniform; die untadelige, gerade Haltung mit herausgestreckter Brust, die perfekte Ausführung der militärischen Gesten sowie der Bewegung der Formationen etc. Auch wenn die Gründe für diese formale Sorgfalt heute wohl großteils unter dem entgegengesetzten Prinzip der Unterwerfung unter die Disziplin verschüttet sein dürften,[59] lässt sich manchmal doch noch der alte, aus Schamkulturen stammende Sinn erahnen, der darin bestand, Menschen stolz und mutig zu machen. Gut zu sehen ist dieses Formbewusstsein zum Beispiel an der formellen Höflichkeit der Schiffsoffiziere sowie am pointierten Stil der Kapitänsansprachen in Peter Weirs schönem Film »Master and Commander«. Ebenso zeigt es sich an der rituellen Haltung der übenden Kämpfer in Akira Kurosawas Film »Die sieben Samurai«. Auch das Augenmerk, das »Samourai« Alain Delon jedes Mal dem genauen Verlauf seiner Hutkrempe widmet, ehe er in Melvilles Film »Der eiskalte Engel« an seine tödlichen Geschäfte geht, wird unter diesem Gesichtspunkt erklärbar.[60] Man mag sich an diesem Punkt an den wörtlichen Sinn jener Metapher erinnert fühlen, die der Rhetoriker Quintilian in Bezug auf die Redekunst gebraucht, wenn er schreibt, ein Redner müsse nicht nur mit scharfen Waffen kämpfen, sondern auch mit blitzenden.[61] Nur eine Schamkultur, die noch wie Homers Agamemnon den militärischen Wert des Stolzes kannte, dürfte diese Metapher unmittelbar verstanden und als plausibel empfunden haben. In demselben Sinn bemerkt der Philosoph Alain: »Ich kannte einen Fechtlehrer, der einen Schüler danach beurteilte, wie er seinen Kaffee umrührte.«[62]

Nicht nur im Kampf oder im Sport ist solcher Stolz eine wichtige Ressource. Er hilft überall, wo Menschen Courage brauchen, um der Furcht, dem Hunger, der Gefahr, der Hitze oder Kälte zu trotzen, oder wo es darum geht, niedrigen Motiven zu widerstehen und nicht in erbärmliches Benehmen zu verfallen. Zwei Anekdoten mögen dies illustrieren. Eine Freundin erzählte mir, ihre Kollegin sei vor kurzem abends beim Verlassen der Firma alleine mit einem älteren Kollegen, der den Ruf eines verbrauchten Alkoholikers hat, im Lift gefahren.[63] Nach einer Weile habe der Mann, sichtlich nicht mehr nüchtern, in Richtung der jungen Frau gegrunzt: »Was machst du, wenn ich dich jetzt anspringe?« Darauf sagte die Frau: »Ich glaube, dass Sie das nicht tun werden. Denn ich glaube, Sie sind ein Herr. Und ein Herr tut so etwas nicht.« Es gibt sicherlich viele Situationen, in denen es nicht hilft, jemanden bei seiner Ehre zu packen. Aber auch von dieser Situation hätte man es vermutlich nicht erwartet. Möglicherweise war der Mann völlig perplex und überrascht davon, bei etwas gepackt zu werden, von dem sonst niemand mehr vermutete, dass er es überhaupt besaß; auch nicht er selbst.

Ich selbst erinnere mich an eine Szene im Zug im Jahr 2015, als aufgrund der humanitären Entscheidung Angela Merkels, die deutschen Grenzen zu öffnen, viele junge Syrer, Afghanen,

Pakistanis und andere Österreich durchquerten, um in Deutschland Asyl zu bekommen. Drei junge Männer befanden sich in dem Großraumwaggon der österreichischen Bundesbahn. Sie benahmen sich fast während der ganzen Fahrt ständig ein wenig daneben. Ohne großes Unheil anzurichten, fielen sie doch manchen Mitreisenden und dem Zugpersonal immer wieder lästig. Durch längere Beobachtung gewann ich den Eindruck, dass ihr Verhalten aus mangelndem Stolz herrührte – sie hatten offenbar keinen, weil sie hier, im fremden Land, keinen Respekt für sich spürten. Ihre kleinen Provokationen konnten vielleicht als Miniatur dessen verstanden werden, was Stephen Greenblatt in seiner Studie »Schmutzige Riten« so gut analysiert hat: Wenn eine Gruppe sich gegenüber einer anderen als inferior empfindet, dann kann es sein, dass sie ostentativ abstoßende Verhaltensformen bis hin zum Verzehr von Exkrementen produziert. Solche trotzige, provokative Selbsterniedrigung bringt, wie Greenblatt bemerkt, zugleich einen Protest gegen die gefühlte eigene Inferiorität als auch eine Anerkennung derselben zum Ausdruck.[64] Um sich schämen zu können, muss man Ehre und Stolz besitzen. Sich schamlos zu benehmen kann die Antwort auf den gefühlten Schmerz über den Verlust dieser Ressource darstellen. Es bildet das genaue Gegenstück zum Fremdschämen, welches das schamlose Benehmen wohl verzweifelt hervorrufen will – damit die offene Schamrechnung wenigstens irgendwie doch noch beglichen wird.

Das Ehrgefühl zeigt sich in diesen beiden Beispielen einmal als Zwang zur Zurückhaltung, im anderen Fall, aufgrund verzweifelter Sehnsucht nach dem fehlenden Stolz, als zwanghaftes schamloses Benehmen. Zu einfach wäre es, das provokante Benehmen nur als Ausdruck des Fehlens von Anstand oder guter Erziehung aufzufassen. Vielmehr ist es, wie alles zwanghafte Handeln, das Ergebnis einer komplexen, aus Ambivalenz gespeisten Dynamik. Diese führt, wie Freud gezeigt hat, immer zu einem Kompromiss, der zwei entgegengesetzte Strebungen zugleich befriedigt.[65] Marshall Berman hat dies in seiner Studie zu Rousseau sehr gut analysiert: Der junge Untergebene Rousseau versucht seinen Herrschaften verzweifelt zu zeigen, dass er mehr ist als nur ein Untergebener. Er begeht darum diverse Verstöße wie zum Beispiel Diebstähle. Doch je mehr er dies tut, desto mehr missverstehen ihn die anderen und halten ihn einfach nur für einen elenden Untergebenen.[66]

Eine Reaktionsbildung?

Das in seiner positiven Form von Ehre und Stolz existierende Schamgefühl, und nicht nur, wie Immanuel Kant meinte, die Todesfurcht oder der Pflichtgedanke,[67] kann Menschen dazu verhelfen, ihre unmittelbaren, »pathologischen« Neigungen zu überwinden. Es ist eine elementare ethische Ressource. Darum lohnt es sich, ihre Herkunft und Konstruktion näher zu betrachten. Léon Wurmser hat gut erkannt, dass die Scham in verschiedenen Formen existiert. Er unterscheidet zwischen (1) der »Schamangst«, (2) dem »eigentlichen Affekt« (der »depressiven Beschämtheit«) und (3) der »Schamhaftigkeit«.[68] Ehre und Stolz fallen seiner Auffassung nach unter die dritte Kategorie, zusammen mit der Scheu, sich Blößen zu geben, sowie dem Taktgefühl und der Diskretion – also jenen Mächten, die vor der Wahrnehmung der Entblößung anderer (beziehungsweise, wie wir im ersten Kapitel gesehen haben, vom Zeigen dieser Wahrnehmung) schützen.[69]

Demnach wären die Äußerungen des Schamgefühls *Reaktionsbildungen* – gegen exhibitionistische oder voyeuristische Wünsche.[70] Auch Ehre und Stolz wären folglich im Sinn Wurmsers als etwas Sekundäres, als »Masken« der Scham zu begreifen – als Elemente einer »rigide(n) Abwehrstruktur, die in den Charakter eingebaut ist und gegen das Risiko gewandt ist, gedemütigt [...] zu werden.«[71]

Diese Erklärung deckt wohl bestimmte Aspekte des Schamgefühls ab, und sie steht im Einklang mit Freuds eigenen kurzen Bemerkungen zum Schamgefühl als einer der in der »Latenzperiode« entstandenen Reaktionsbildungen.[72] Doch diese Herleitung liefert keine allgemeine Theorie der Scham. Sie deckt nur einen Teil der Schamaffekte ab; nicht jedoch so fundamentale Formen wie zum Beispiel die »Seinsscham«.[73] Und außerdem gibt sie den positiven, lustvollen Charakter von Ehre und Stolz nicht wieder. Denn Reaktionsbildungen sind nach psychoanalytischem Verständnis Gegenbesetzungen, die dazu dienen, verdrängte, ehemals lustvolle Strebungen infantiler Sexualität – im Fall der Scham vor allem den Schautrieb sowie dessen passive Variante, die Exhibitionslust – in Bann zu halten.[74] Als solche sind die Reaktionsbildungen, wie zum Beispiel auch der Ekel, der die frühere, infantile Lust am Exkrementellen bannen soll, notwendigerweise unlustvoller Natur. Ehre und Stolz aber sind in ihrem Wesen lustvoll. Sie sind also offenbar etwas Primäres. Dies bedeutet, dass ihre Herkunft und ihr Bau anders erklärt werden müssen. Wenn es richtig ist, dass es eine erotische Bewunderung gibt, die das Unter-Ich für das Ich hegt, so würde dies die Existenz und den lustvollen Charakter dieser Affekte wohl begreifbar machen – und zwar als eine am Ausgang des primären Narzissmus entstandene psychische Errungenschaft.[75] Für die Überwindung des primären Narzissmus genießt das Ich die Bewunderung des Unter-Ich. Diese Bewunderung bildet sozusagen – wie die »ontische Mitgift« bei Anders – eine primäre Ausstattung des aus dem Narzissmus herausgetretenen Ich.

Stolz und Selbstachtung: Selbstwert im Vorhinein und im Nachhinein, ex ante und ex post

Es zeichnet den *Stolz* aus, dass er gleichsam wie ein Startkapital unmittelbar besessen wird. Dies unterscheidet ihn von jener *Selbstachtung*, die manche Menschen daraus gewinnen, dass sie sich einem von ihnen für etwas Großes erachteten Programm, einer wichtigen Agenda oder einer überragenden Idee wie etwa Kants »kategorischem Imperativ« verschreiben. Durch solche großen Ideen beziehen die »Rekruten« ein Ideal für sich selbst,[76] dem sie nacheifern. Die Selbstachtung eignet dem Ich derart nie unmittelbar, sondern winkt ihm immer nur in der Zukunft. Sie wird durch solche Verbindung und Unterwerfung gewonnen – oder zumindest unruhig angestrebt. Sie mag Menschen zu selbstlosem Handeln befähigen, lässt sie andererseits aber oft genug auch jegliches humane Maß verlieren und zum Beispiel blindem Fanatismus verfallen.[77] Darin verrät sich die Mitwirkung des Über-Ich, welches das Ich zu einem solchen Hinauswachsen über sich selbst anstachelt. Verfehlt das Ich sein Ideal zu deutlich, dann entsteht die für das Über-Ich typische Sanktion durch das Gefühl der Schuld oder Reue. Beim Stolz dagegen hat das Ich kein Ideal. Es muss niemandem und nichts hinterherlaufen. Denn es hat bereits etwas anderes hinter sich gelassen – das Unter-Ich. So ist es gewissermaßen selbst ein Ideal[78] – eben für das Unter-Ich, von dem es sich bewundert fühlt. Wenn es diesen Status, das Ideal des Unter-Ich zu sein, verliert, dann entsteht Scham. Das Unter-Ich schämt sich dann des Ich.[79]

Der Bezug zum Über-Ich mit den immer zeitlich *vor* dem Ich und räumlich *oberhalb* desselben schwebenden Idealen gehört zum Bereich des »sekundären Narzissmus«. Dort sind jene »Triumphempfindungen« angesiedelt, von denen Freud bemerkt, dass sie in jenen Momenten zustande kommen, »wenn etwas im Ich mit dem Ichideal zusammenfällt.«[80]

Im Bezug zum Unter-Ich dagegen besteht diese Koinzidenz von Ich und »Ideal« immer als bereits erfüllter Zustand. Die Momente des Entsetzens voller Scham kommen dann zustande, wenn das Ich aus dieser Erfüllung herausfällt – das heißt: wenn es das verliert, was die Bewunderung des Unter-Ich begründet; jenen Vorsprung, den es dem Unter-Ich voraushat.

Während die Schuld sich also auf einen *Abstand* (vom Ideal) gründet, entsteht die Scham durch den *Verlust eines Abstandes* – nämlich des Vorsprungs des Ich gegenüber dem Unter-Ich. Psychoanalytisch muss das Ausbrechen der Scham somit als Ergebnis einer *Regression* gefasst werden.[81]

Ein Blick auf die »Ethik« von Benedict de Spinoza könnte hier zur Erläuterung dienen. Spinoza unterscheidet in seiner »Ethik« sehr präzise zwischen diesen beiden Typen von Selbstverhältnis sowie deren beiden Zeitlichkeiten. Er erkennt einen schuldbasierten und einen schambasierten Typus. Das Gegenüber der *Schuld* (bzw. der *»Reue«*) nennt Spinoza *»Zufriedenheit«* (»acquiescentia in se ipso«); jenes der *Scham* dagegen *»Ruhm«* (»gloria« – vielleicht hier treffender zu übersetzen mit »Ehre« oder »Stolz«).[82] Schon die Wortwahl deutet an, dass die Zufriedenheit in Spinozas Konzeption als etwas Sekundäres gedacht wird, als Friede, der nach längerem Unfrieden endlich erreicht wird; während die Ehre ein primärer Status ist, den man eben besitzt und eventuell verlieren kann.

Aus diesem »Zeitunterschied« zwischen den beiden Typen von Selbstverhältnis ergibt sich Spinozas philosophische Parteinahme. Bezeichnend für Spinozas Ethik ist die Ablehnung der Reue. Spinoza stellt fest:

> »Die Reue ist keine Tugend oder entspringt nicht aus der Vernunft; vielmehr ist, wer eine Tat bereut, zwiefach elend und ohnmächtig. […] »Denn wer eine Tat bereut, läßt sich zuerst von der bösen Begierde und dann von der Trauer besiegen.«[83]

Von einer Haltung, die *im Nachhinein* über Taten hadert, ist Spinoza zufolge nichts zu halten. Spinozas Ethik ist somit nicht die *Moral* einer *Schuldkultur*. Als *Ethik* ist sie offenbar vielmehr die theoretische Entsprechung einer *Schamkultur*.[84] Denn die Scham entscheidet *im Vorhinein* über das Handeln der Menschen: Diese werden durch die Notwendigkeit ihrer besonderen Natur in ihrem Handeln bestimmt. Ihre Ehre hält sie davon ab, niederträchtige Handlungen zu begehen. Und ihre Glückseligkeit ist nicht der spätere Effekt, der »Lohn« ihrer Tugend, sondern vielmehr der Grund, weshalb es ihnen leichtfällt, ihre »Gelüste zu hemmen«.[85]

Die Ehre funktioniert gleichsam – um ein Bild aus der Mechanik zu gebrauchen – als eine »Vorspannung« des Handelns. In den Worten Juvenals: Gestützt auf die Gründe, für die es sich zu leben lohnt, gelingt es Menschen, sich anständig zu verhalten.[86] Glückhaft ist der Stolz, weil er dem erotischen Blick des Unter-Ich entspricht. Der Stolz ist das Gefallen, welches das Unter-Ich am Ich findet.[87] Aus dieser positiven Gestimmtheit entspringen in der Folge die glückhaften beziehungsweise tugendhaften Handlungen. Um dies mit einem Beispiel Ludwig Marcuses zu illustrieren:[88] Wenn jemand in Gesellschaft darauf verzichtet, größere Mengen des angebotenen Weines zu trinken, dann nicht deshalb, weil er einem asketischen Ideal nahekommen und Sünde vermeiden will, sondern deshalb, weil er ungern die guten philosophischen Gespräche verpassen möchte, die es dort gibt. Der Verzicht muss nicht aus dem Versuch kommen, den Abstand zu einem »Ideal« zu verringern, sondern kann auch einem bereits bestehenden Glück entspringen und dem Versuch, dieses nicht zu verlieren.

Verlust des Stolzes, Plötzlichkeit der Scham

Wenn das Ich jedoch seinen Stolz und seine Ehre verliert, dann steht es in den Augen des Unter-Ich entblößt da. Daraus erklärt sich eine der auffälligen Eigentümlichkeiten der Scham: ihre Plötzlichkeit.

Die Ausbrüche der Scham haben etwas Schlagartiges an sich. Das plötzliche Erröten oder Weißwerden, Erstarren etc. erscheint wie eine Überflutung nach einem Dammbruch.[89] Daran zeigt sich, dass hier eine Kraft freigesetzt wird, die bereits zuvor da gewesen sein muss. Es ist die gesamte vom Unter-Ich für das Ich aufgewendete Besetzungsenergie, die zuvor im Stolz gebunden war. Sie wird nun mit einem Schlag frei.

In diesem Punkt unterscheidet sich die Scham deutlich von der Schuld, bei der man ja erst im Nachhinein einer fragwürdigen Handlung allmählich zu deren Überdenken und damit zur Entstehung von Schuldgefühlen gelangt. Das Über-Ich scheint nur im Nachhinein einer Tat oder ihrer Unterlassung jene Energie zu gewinnen, mit der es dann das Ich quält. Bei der Scham dagegen war der vom Unter-Ich erzeugte Affekt schon vorher da; allerdings eben in gebundener Form, als Stolz.

Scham als Folge von Entblößung: aber wovon?

In der Scham blickt das Unter-Ich, wie wir, den Linien unserer Konstruktion folgend, erkennen, entsetzt auf ein entblößtes Ich – auf ein Ich, das seiner »Bedeckung« durch etwas Bestimmtes verlustig gegangen ist. Aber was ist es, das ihm fehlt? Worin besteht die Entblößung?

Sie rührt jedenfalls nicht daher, dass Nacktheit im buchstäblichen Sinn, als Unbedecktheit durch Bekleidung, wie Wurmser vermutet,[90] das »Paradigma« oder sozusagen den biblisches Prototypen aller menschlichen Scham darstellen würde. Wie Max Scheler gut am Beispiel der nackten Afrikanerin zeigte, die die Zumutung, sich zu bekleiden, entrüstet zurückwies,[91] schämen sich Menschen nicht immer und überall der Nacktheit. In bestimmten Kulturen können sie auch umgekehrt das Bekleidetsein als unanständig empfinden. Selbst in unserer eigenen Kultur kann dies bei bestimmten Gelegenheiten der Fall sein – etwa, wenn jemand in Badekleidung versehentlich ein FKK-Gelände betritt.

Eine Entblößtheit des Ich besteht im Fall der Scham – doch die körperliche Nacktheit ist dafür offenbar nur eine Metapher; und zwar eine, die nur teilweise zutrifft.[92] Nach dem, womit das Ich im günstigen Fall bedeckt ist, muss also anderswo gesucht werden als im Kleiderschrank.

Das Ich als Unding. Das Unheimliche: Zur Theorie des obszönen Überschusses

Wie wir beobachten konnten, erscheint das Ich im Moment der Scham als ein obszöner Überschuss, der schleunigst weg muss. Das Unter-Ich will das Ich nicht mehr sehen.[93] Dieses hat in den Augen des Unter-Ich keinen legitimen Platz mehr unter den Objekten (oder Subjekten – sofern das Unter-Ich eine solche Unterscheidung überhaupt trifft) dieser Welt. Das Ich erscheint in seinem Sein buchstäblich als ein *Unding*. Die wohl treffendste Beschreibung der Selbstwahrnehmung eines Ichs als Unding hat, wie bereits oben kurz angemerkt, wohl Charles Dickens geliefert. In seinem Buch über die Scham zitiert Léon Wurmser Dickens' Beschreibung:

> »Wie sehr ich mich als eine Null fühlte, die niemand beachtete und doch jedem im Weg war.«[94]

Das Unding lässt sich beschreiben als ein Sein, dem der Platz fehlt und das zu Unrecht Platz einnimmt. Um zu verstehen, wodurch ein solches Unding zustande kommt, lohnt es sich, Sigmund Freuds Theorie des Unheimlichen zu Hilfe zu nehmen. Das Unheimliche, als ein spezieller Fall des Angsterregenden, ist nach Freuds Auffassung der Effekt einer Wiederkehr.[95] Es ist gebildet aus einer Reihe von einst vertrauten (»heimeligen«) infantilen Vorstellungen – wie zum Beispiel der sogenannten »Allmacht der Gedanken«, das heißt, der Vorstellung, dass heftiges Wünschen gleichbedeutend wäre mit Verwirklichen. Diese dem Stadium des *primären Narzissmus* zugehörigen Vorstellungen und Komplexe aber mussten im Verlauf der psychosexuellen Entwicklung entweder überwunden oder verdrängt werden. Dieser Schritt, den Jacques Lacan später als »symbolische Kastration«[96] bezeichnet, eröffnet allererst die Trennung von Außen- und Innenwelt. (Denn diese Trennung konnte nicht bestehen, solange Wünschen gleichbedeutend mit Wahrmachen war.[97]) Auf diese Weise entsteht eine Außenwelt, in der nicht alles Vorgestellte einfach sofort wirklich, sondern vielmehr manches möglich ist. Andererseits sind aus der Vorstellung dieser Welt möglicher Tatsachen bestimmte einst vorgestellte, aber nun als unmöglich erkannte Dinge und Ereignisse ausgeschlossen.

Nun kann es jedoch passieren, dass es so scheint, als ob bestimmte Dinge, die als unmöglich erkannt wurden, doch wirklich wären – zum Beispiel, wenn man jemandem im Scherz den Tod wünscht, und die Person daraufhin tatsächlich verstirbt. Dann entsteht der Eindruck des Unheimlichen. Wie Freud schreibt:

> »Das Unheimliche des Erlebens kommt zustande, wenn *verdrängte* infantile Komplexe durch einen Eindruck wieder belebt werden oder wenn *überwundene* primitive Überzeugungen wieder bestätigt scheinen.«[98]

In solchen Momenten scheint es, als ob das Denkunmögliche wirklich wäre. Unheimlich sind Dinge und Erlebnisse, die wirklich erscheinen, obwohl ihnen in der Welt der Vorstellung dieser Wirklichkeit kein möglicher Platz entspricht. Jacques Lacan vergleicht einmal die durch die symbolische Kastration erzeugte Trennung von Innen- und Außenwelt und die damit verbundene Entstehung einer vernünftig geordneten Welt mit einer Bibliothek, in der jedes Buch eine Signatur besitzt.[99] Erst durch eine solche »symbolische Ordnung« von Plätzen für die Dinge kommt die Möglichkeit des *Mangels* in die Welt der Bücher, die es davor, etwa bei einem bloßen Haufen von Büchern, noch nicht gibt. Dank der Signatur kann ein Buch nun an seinem vorgesehenen Platz im Regal fehlen. Oder es kann an seinem Platz anwesend sein. Auf der anderen Seite ergibt sich dadurch auch die Möglichkeit eines Überschusses: Es kann ein Buch auftauchen, für das es keinen durch die Signaturen vorgesehenen Platz gibt. Ein solches »unmögliches« Buch in der Bibliothek könnte einen milden Fall des Unheimlichen darstellen.

Wir können nun erkennen, worin das Obszöne, Überschüssige des Undings Ich im Fall der Scham besteht. Beim Unheimlichen wie auch beim Undinghaften der Scham handelt es sich um ein Problem der unlustvollen Wiederkehr des primären Narzissmus. Das Überschüssige ist dieser Narzissmus, der in der durch symbolische Kastration gewonnenen Wirklichkeit keinen Platz mehr hat. Damit wird auch die Frage beantwortbar, worin für den Blick des Unter-Ich die Blöße des Ich besteht: Das Ich erscheint ihm nun sozusagen als ein Stück bloßen, unverhohlenen primären Narzissmus. Was diesem Ich verlorengegangen ist, ist die Deckung seines Seins durch einen Platz in der symbolischen Ordnung. Mit Jacques Lacan lässt sich dies so formulieren: Gerade jener *Mangel*, der in den Augen des Unter-Ich die Glorie und die Ehre des Ich zu bilden schien, *mangelt* nun dem Ich. Das »Mangeln des Mangels«[100] ist die Lacan'sche Formel für den obszönen Überschuss, der sich beim Unheimlichen wie bei der Scham beobachten lässt.

Die Überflutung durch die Scham: das Maßlose des Überschusses

Bezeichnend ist, dass die dem primären Narzissmus entstammenden Motive der Wiederholung und des Doppelgängers schon quantitativ das Moment des Überschusses beinhalten: Immer ist etwas zu viel; sie bezeichnen jeweils den Überschuss eines Seins über die dafür möglichen Positionen in Zeit und Raum. Der dem Unheimlichen zugrundeliegende Affekt ist die Angst, die aus einem solchen unmöglich scheinenden Überschuss hervorgeht. Zum Beispiel erinnere ich mich an eine Situation, in der ich eine Türe aufsperren wollte, zu der ich glaubte, den Schlüssel zu besitzen. Zu meiner Überraschung sperrte mein Schlüssel dann jedoch nicht. Auf das kurze Unlustgefühl, nicht den richtigen Schlüssel zu haben, folgte kurz darauf ein ganz anderes Gefühl der Unlust – das Gefühl des Unheimlichen: Ich besaß offensichtlich einen Schlüssel, der irgendwo anders sperrte; doch ich wusste nicht, wo. An die Stelle eines leichten Ärgers über ein Objekt, das an seinem Platz fehlte, trat das mulmige Gefühl, mit einem Objekt ohne Platz zu tun zu haben. Der Ärger war benennbar; das mit dem unbekannten Schlüssel verbundene Gefühl war dagegen, bezeichnenderweise ohne jegliche präsente Bedrohung oder Gefahr, eine unbestimmbare und darum schwer bezähmbare Angst.

Als Effekt eines Überschusses ist die Angst der Furcht entgegengesetzt, die immer die Wirkung eines Mangels ist.[101] Ein kleines Gedankenexperiment mag dies verdeutlichen. Wenn man alleine in der Nacht in einer finsteren Gasse auf eine Überzahl feindlich gesinnter, mit Prügeln bewaffneter Gestalten trifft, mag man mit gutem Grund Furcht empfinden. Die Zahl der Gegner und ihre Ausrüstung lassen einen günstigen Ausgang einer solchen Auseinandersetzung für jemanden, dem es an Mitstreitern und Waffen mangelt, sehr unwahrscheinlich erscheinen. Angenommen, man fasst sich dennoch ein Herz und geht zum Angriff über, bei dem man den ersten Gegner so trifft, dass er ganz unglücklich auf den zweiten stürzt, während der dritte mit seinem Schläger versehentlich den vierten trifft, ehe man ihn niederschlägt, um dann feststellen zu müssen, dass alle vier mit gebrochenem Genick daliegen – wäre ein solcher Erfolg nicht unheimlich? Die Lust des Sieges wäre wohl von der Bitterkeit drohenden Realitätsverlustes durchzogen und verdorben – ähnlich wie der »magische Erfolg« des Freud'schen Patienten bei der scherzhaften Verwünschung des älteren Herrn, der vom Schlag getroffen wurde. Die Angst entspringt aus einem solchen Überschuss.

Die Furcht dagegen beruht auf einem Defizit. Sie hat ein benennbares Objekt (die feindseligen anderen und ihre Waffen), und ihr Ausmaß lässt sich, von subjektiven Faktoren abgesehen, graduell etwa an der überlegenen Stärke dieses Objekts bemessen.[102] Die Angst dagegen hat kein Objekt – es sei denn, man selbst, oder die unvermutete eigene »Omnipotenz« wären dieses »Objekt«. So erweist die Angst sich als nicht quantifizierbar. Denn da sie ohne Objekt ist, hat sie auch keinen Maßstab. Ihr Überschuss ist ein Überschuss über die Zählbarkeit selbst.

Die Furcht, die ein Objekt hat, gleicht darin der Schuld, die ein Ideal hat. Die Angst, die kein Objekt hat, bildet das Pendant zur Scham, die ohne Ideal ist. Die Probleme der Scham als Defizienz gegenüber einem Ideal zu beschreiben, zeugt darum von einer krassen Unterschätzung und Verharmlosung dieser Probleme. Wer das tut, begeht den Fehler, das Totale als etwas bloß Partielles, und das Maßlose als etwas Maßvolles zu beschreiben.

Das Unheimliche: der Schlüssel zum Verständnis der Scham

Freuds Theorie des Unheimlichen liefert den entscheidenden Schlüssel für das Verständnis der Scham. Bei der Beschäftigung mit dem Unheimlichen gelingt Freud nämlich eine merkwürdige, gegen seine eigenen grundlegenden Annahmen von der »Kastrationsangst« gerichtete Entdeckung: Nicht die *Kastration* ist das, was im Fall des Unheimlichen Angst hervorruft, sondern im Gegenteil *deren Fehlen.* (Genau diese Konsequenz hat Lacan später gezogen. Insofern kann die Studie über das Unheimliche wohl als Freuds »lacanianischster« Text betrachtet werden.)

Das Unheimliche ist die Wiederkehr des primären Narzissmus nach seiner Überwindung (d. h. nach bereits erfolgter symbolischer Kastration). Im psychoanalytischen Zusammenhang bedeutet dies: Eine Welt, die bereits nicht mehr auf narzisstische Weise, das heißt nicht mehr als heimelig, wunschgerecht und »mütterlich« begriffen wurde, beginnt plötzlich wieder wunschgerechte und mütterliche Züge anzunehmen. Dem Subjekt dieser Erfahrung droht damit die Erwachsenheit, d. h. die Trennung von der mütterlichen Welt, verlorenzugehen. Und genau dieser »Wiedergewinn« der mütterlichen Welt ist das, was Angst auslöst – und nicht, wie Freud sonst überzeugt war, deren drohender Verlust.[103] Die scheinbare Aufhebung dieser Überwindung, also das Fehlen der Kastration, bewirkt die Angst.

Genau dies ist das entscheidende Moment auch für den Schamaffekt. Dem Ich kommt seine in den Augen des Unter-Ich wichtigste Errungenschaft abhanden – sein Abstand von der einstigen primären narzisstischen Vollkommenheit und Omnipotenz. Das Ich scheint in den primären Narzissmus zurückzufallen. Hierin besteht der grundlegende Unterschied einer auf Freuds Theorie des Unheimlichen gestützten Auffassung der Scham zu der Konzeption von Wurmser. Für Wurmser entsteht

Scham dort, wo der Narzissmus eines Individuums bedroht ist. So bemerkt Wurmser in Bezug zu einem von ihm beschriebenen Fall eines Patienten namens Yona:

> »In diesem Fall entstand Scham, wenn Yona die Erwartungen, die in ein bestimmtes Selbstbild übergegangen waren, das sowohl von ihm als auch von seiner Familie aufrechterhalten wurde, nicht erfüllte – kurz, wenn er sein narzißtisches Ziel nicht erreichte.«[104]

Denn die Scham sieht Wurmser bei seinen Patienten dann auftreten, wenn sie »Unzulänglichkeiten im Vergleich mit ihrem Ideal«[105] empfinden. Aus der am Unheimlichen geschulten Perspektive stellt sich das Problem jedoch genau umgekehrt dar. Die Scham bricht aus, wenn die Regression in den Narzissmus droht. Schamanlass ist für den Betroffenen das vermeintliche Zurückfallen in jenen Zustand seiner Kindheit, in der er, nach den Worten Freuds, »sein eigenes Ideal war«.[106]

Diese Unstimmigkeit in der Frage des Narzissmus lässt sich auf der Ebene der Terminologie leicht entwirren und erklären. Wurmser verortet das Problem der Scham im Feld des *sekundären Narzissmus*, wo es um den Bezug des Ich zu seinen Idealen und zum beobachtenden Über-Ich geht. Mit Hilfe von Freuds Theorie des Unheimlichen muss die Scham jedoch dem Feld des *primären Narzissmus* zugeordnet werden. Die Scham bricht aus, wenn dessen erste Überwindung, die im Abstand zu einem bewundernden Unter-Ich bestand, zusammenbricht.

Scham als Regression in den primären Narzissmus. Ein Ausbruch des »Genießens«

Mit Lacan können wir diesen Tatbestand wie folgt formulieren: *Das Problem der Scham* (in ihrer existenziellen Form als Seinsscham) *ist ein Problem des »Genießens« (»jouissance«).*[107] Das

Verschwinden der symbolischen Kastration eröffnet eine Regression in einen »unkastrierten«, »heimlichen«, »Urvater-haften« Zustand, der bereits überwunden gewesen war und darum nun nur noch als unlustvoll erlebt werden kann. Das Ich erfährt sich darin selbst als jenes imaginäre Objekt – lacanianisch: als jenen »imaginären Phallus« –, den zuvor die symbolische Kastration bereits aus der Welt möglicher Objekte ausgeschlossen hatte.[108] Das Erröten und Erstarren im Schamaffekt kann, wenn man Freuds Überlegung zum »Medusenhaupt« folgen möchte, als die »Erektion« dieses imaginären Phallus gedeutet werden.[109]

Nicht kleine oder größere Unzulänglichkeiten, sondern im Gegenteil Omnipotenz, um den Preis totaler Überflüssigkeit in einer vernünftig strukturierten Wirklichkeit, ist das Problem der Scham. Das Ich der Scham schneidet nicht etwa nur schlecht ab in einer weiterhin bestehenden Zugehörigkeit zur symbolischen Ordnung. Sondern es fällt vollkommen aus dieser heraus. Als Unding hat es keinen Platz unter den Objekten der Welt, nicht einmal einen schlechten.[110] Die Scham ist nicht, wie viele Autoren meinten, der Schmerz über das Nichterreichen eines Ideals, die mangelnde sekundär-narzisstische Erfüllung in der Welt möglicher symbolischer Errungenschaften.[111] Sie ist vielmehr die nur noch als Unlust erfahrbare Wucht des wiederkehrenden primären Narzissmus.

Auf dieser Grundlage werden manche Eigenschaften und Merkwürdigkeiten der Scham verständlich. Zunächst lässt sich in der Analogie zum Unheimlichen feststellen, dass die Scham nicht angeboren sein kann. Um der Empfindung des Unheimlichen fähig zu sein, muss man den kindlichen Narzissmus überwunden haben. Nur wer weiß, dass es keine Gespenster gibt, kann es unheimlich finden, wenn es zu spuken scheint. Dasselbe gilt für die Scham. Nur wer aus der Sicht des Unter-Ich bereits Ehre besitzt, kann diese wieder verlieren. Denn nur wer den primären Narzissmus überwunden hat, kann in ihn zurückfallen.

Sich schämen für Schwäche wie für Stärke

Nun erscheint auch jenes Paradoxon der Scham erklärbar, welches darin besteht, dass nicht nur das Zeigen von Schwäche, wie Wurmser meinte, sondern ebenso gut auch die Demonstration von Stärke, wie Scheler bemerkte, Scham auslösen kann.[112] Beides kann nämlich aus der Perspektive des naiven Unter-Ich als eine Wiederkehr des primären Narzissmus erscheinen: Das schwache Ich ist das narzisstische »Muttersöhnchen«; das starke dagegen der Anmaßer von »Urvater-hafter«, unkastrierter Omnipotenz. Beide gelten dem Unter-Ich als Formen narzisstischen »Genießens«. Man mag sich an diesem Punkt nochmals an Spinoza erinnert fühlen, der bemerkt, der Kleinmut und der Hochmut seien zwei verschiedene Gesichter ein- und desselben Lasters.[113]

Anders als dem vernüftigen Ich, für das die Welt nüchterne, verbindliche Strukturen und Gesetze sowie dementsprechende maßvolle Nuancen hat, erscheinen bestimmte Vorgänge dem Unter-Ich sehr leicht als Rausch purer narzisstischer Wunscherfüllung. Der vernünftige Kompromiss, das besonnene Einlenken oder Nachgeben erscheint ihm darum schnell unehrenhaft. Aber auch das Einnehmen einer Ausnahmeposition, etwa beim Siegen im Sport,[114] beim Halten einer Rede oder beim Singen oder Spielen vor Publikum, kann dem Unter-Ich als Herausfallen aus jeglicher Ordnung erscheinen. Das Unter-Ich verrechnet, ähnlich wie das Unbewusste, offenbar keinen Gegensatz und keine »negativen Größen« (wie zum Beispiel Schwäche im Gegensatz zu Stärke). Fast so, als ob es in der Ethik des Aristoteles geschult wäre, verabscheut es immer beide Extreme gleichermaßen. Denn es urteilt nur nach einem binären Schema: narzisstisch oder nicht narzisstisch? Kastriert oder nicht kastriert? Maßlos oder maßvoll?

Die Umkehrung der Affektqualität: Unlust statt Lust

Wie beim Unheimlichen kommt es auch bei der Scham zu einer Verwandlung von Lust in Unlust – ein Umstand, dem auch die psychoanalytische Theorie, wie wir meinen, in unzulänglicher Weise, durch die Behandlung der Scham als »Reaktionsbildung« Rechnung zu tragen versucht. Denn Reaktionsbildungen richten sich gegen jene Formen infantiler Lust, die durch die autoerotische Befriedigung einzelner Partialtriebe erreicht werden konnte: nach Freuds Darstellung der oralen, analen sowie auch anderer.[115] Solche frühere Lust verwandelt sich in der Latenzperiode beziehungsweise nach der Herstellung des Genitalprimats in Unlust.

Im Fall des Unheimlichen jedoch ist es etwas anderes, das als unlustvoll erlebt wird: die Wiederkehr des überwundenen primären Narzissmus. Denn gerade jener primäre Narzissmus, den das Subjekt schon aus seiner Vorstellungswelt verbannt hat und dessen Verbannung ihm die Gewinnung einer vom Vorstellen unabhängigen Außenwelt ermöglicht hat, scheint sich ihm nun von dieser Außenwelt her als Wirklichkeit aufzudrängen. Aus dieser Beklemmung, die den Verlust der lebenswichtigen Trennung von Außen- und Innenwelt ankündigt, entsteht Angst. Die Angst des Unheimlichen kann als die unlustvolle Wiederkehr der – wenigstens nachträglich so erscheinenden – einstigen Lust (am Vertrauten, Heimlichen), unter umgekehrten Vorzeichen, begriffen werden.[116]

Bezeichnend für die Empfindung des Unheimlichen ist diese Umkehrung der Affektqualität. Freud beobachtet dies unter anderem an der unterschiedlichen ästhetischen Wirkung von Geistern und übernatürlichen Wesen in der Literatur: Im Märchen vertraut und nicht angsterregend, wirken sie in der Gespenstergeschichte unheimlich – und zwar deshalb, weil die letztere, wie Freud bemerkt, »auf den Boden der gemeinen Realität gestellt« ist.[117] Das heißt, die Gespenster- und Horrorliteratur und die entsprechenden Gruselfilme, deren Protagonisten in der Regel bezeichnenderweise erwachsene Menschen, und oft Wissenschaftler (zum Beispiel Dr. Abraham van Helsing im Dracula-Roman) sind, lässt in einer »symbolisch kastrierten«, vernünftig geordneten Welt das Unmögliche wirklich werden. Das Märchen dagegen »stellt sich überhaupt ganz offen auf den animistischen Standpunkt der Allmacht von Gedanken und Wünschen«,[118] so dass das Wirklichwerden des bloß Gewünschten alleine aufgrund des Wünschens nicht als Unmöglichkeit und somit nicht unheimlich erscheint.[119]

Die dem primären Narzissmus entstammenden Motive – die »Allmacht der Gedanken« sowie die Wiederholung, der Doppelgänger etc.[120] –, die im Narzissmus eine schützende, versichernde Funktion besaßen, haben erst nach der symbolischen Kastration eine andere Färbung angenommen und üben nun die entgegengesetzte, angsterregende Wirkung aus.

Diese Umkehrung der Affektqualität ist von manchen Autoren auch an der Scham beobachtet worden. So bemerkt Max Scheler, »das Widerstreben der Scham« habe

> »[...] stets eine starke Unterströmung von Anziehung an die Sache, gegen die in ihr widerstrebt wird, zur Voraussetzung.«[121]

Denn der primäre Narzissmus, der im Unheimlichen wie in der Scham wiederzukehren scheint, übt die sehnsüchtige Faszination eines vermeintlich verlorenen Paradieses aus. Doch die Rückkehr in dieses Paradies ist denjenigen, die die symbolische Kastration glücklich durchlaufen haben, nicht nur durch einen grimmigen Erzengel sozusagen polizeilich versperrt. Vielmehr kann der Gedanke daran, nach dem durch die symbolische Kastration bewirkten Wechsel der Affektqualitäten, auch von den Sehnsüchtigen selbst nur als angsterregend, und die »Rückkehr«, das heißt: die Regression, die im Schamaffekt manifest wird, nur unlustvoll erlebt werden.

Resümee

Mit der Neukonstruktion einer Theorie der Scham, die diese als Ergebnis eines naiven Blickes von unten begreift, ausgeübt durch die Beobachtungsinstanz des Unter-Ich, glauben wir, einige Züge der Scham erklären zu können, die in der bisherigen, den Annahmen Wurmsers folgenden Theorie unerklärlich geblieben waren.

Die Scham, so hatten wir – in Übereinstimmung mit den meisten Beobachtern – festgestellt, ist nicht graduell, sondern total, weil ihr Gegenstand ein Sein ist und nicht ein Haben oder Tun. Gestützt auf Freuds Analyse des Unheimlichen konnten wir sagen: Das Anstößige und scheinbar Überschüssige dieses Seins ergibt sich aus dessen »undinghaftem« Anschein fehlender Zugehörigkeit zu einer durch symbolische Kastration gewonnenen, vernünftig geordneten Wirklichkeit. Dieses »ungedeckte« Sein stellt aus der Sicht des Unter-Ich ein Stück von primärem Narzissmus dar. Dieses scheint beim Unheimlichen wie auch in der Scham wiederzukehren.

Die Plötzlichkeit der Scham haben wir auf eine dem Schamausbruch vorangehende positive Besetzung des Ich zurückgeführt, die vom bewundernden Blick des Unter-Ich herrührt. Diese Kraft haben wir als eine der Ethik von Schamkulturen zugrundeliegende Ressource des Stolzes rekonstruiert.

Die paradoxe Gleichbehandlung von Stärke wie Schwäche in der Scham lässt sich, so meinen wir, nur aus dieser Beziehung zum primären Narzissmus begreifen, wo diese entgegengesetzten Qualitäten gleichermaßen als narzisstisches Genießen verbucht werden.

Sowohl das Überschüssige des Ich als auch den ich-dystonen Charakter der Scham meinen wir mit unserer Herleitung aus dem naiven Blick des Unter-Ich erklärt zu haben.

Anhang: Zur Ontologie des Obszönen und zu einer Politik der Scham

Aus unserer Zuhilfenahme von Freuds Theorie des Unheimlichen ergeben sich zwei Schlussfolgerungen, mit denen auf zwei häufig gestellte, brisante Fragen zum Thema der Scham und dessen, wofür man sich zu schämen hat, des Obszönen, geantwortet werden kann. Die erste Frage lautet, ob es das Obszöne überhaupt gibt oder ob dieses nicht vielmehr lediglich das fiktive Produkt eines elitären gesellschaftlichen Vorurteils ist. Die zweite, daran anschließende Frage lautet, ob es möglich ist, die Scham abzuschaffen – was manchen emanzipatorischen Bewegungen angesichts der massiven, mit Hilfe von Beschämung erzeugten oder gestützten Ungleichheiten (siehe etwa das Beispiel der »Menstruations-«, »Perioden-« oder »Regelscham«[1]) verständlicherweise wünschenswert erscheint. Diese Fragen scheinen gut beantwortbar, wenn man als Kontrastfolie zu der bereits dargestellten Freud'schen Herleitung der Scham die scharfsinnigen Überlegungen des Philosophen Ludwig Marcuse aus seinem dem Thema des Obszönen gewidmeten Buch heranzieht.[2]

Ludwig Marcuses Auseinandersetzung mit dem Obszönen operiert, wie man sagen könnte, mit dem Verdacht des *Nominalismus*: Das Obszöne sei nur ein Wort; ein »Nichts aus Buchstaben«, hinter dem sich eine Metaphysik versteckt;[3] oder, in der Terminologie anderer Philosophen: ein »Gedankending«, eine »Konstruktion« beziehungsweise eine kulturelle Wertung für etwas, das es in der Natur nicht gebe; mithin etwas, dessen Notwendigkeit man in Frage stellen könne.

Diese Betrachtungsweise steht in der Tradition der antiken Kyniker wie Diogenes von Sinope oder Krates und Hipparchia (deren Entsprechungen in unserer Zeit wohl die Wiener Aktionisten sowie in der Popkultur der Punk darstellen). Sie alle betrachteten die mit dem Obszönen verbundenen Affekte der Scham und des Ekels für etwas Überflüssiges, Entbehrliches; etwas, das nur einer falschen Meinung oder einem Vorurteil geschuldet sei, ohne das es sich entspannter leben lasse – und auch in einer weniger hierarchischen Ordnung: Wenn es keine obszönen Handlungen und Dinge gibt, und wenn die Menschen zu dieser Einsicht gelangen, dann gibt es vielleicht auch keine infamen Menschen mehr, die sich zu schämen haben. Dem Obszönen die Existenz abzusprechen ist eine rebellische philosophische Haltung, die auf Gleichheit unter den Menschen zielt.

Sigmund Freuds Überlegungen zum Unheimlichen[4] eröffnen eine andere, entgegengesetzte Sichtweise auf das Obszöne. Denn das Obszöne kann als eine Spielart des Unheimlichen betrachtet werden.[5]

Während das Obszöne für Marcuse ein *Wort ohne Sache* ist, ist es für Freud viel eher ein *Ding ohne Wort.*[6] Freilich steht auch für Freud das Obszöne in einer Beziehung zur Sprache. Es ist ein Effekt der Einführung des Signifikanten. In einer Welt, in der alle Dinge und Tatsachen Plätze bzw. Worte bekommen haben (so wie die Bücher in einer Bibliothek ihre Signaturen), ist das Obszöne dasjenige, was ohne Platz auftaucht. Wo die Welt als Verwirklichung von Möglichkeiten, d. h. von Plätzen in einer symbolischen Ordnung, aufgefasst wird, bildet das Obszöne den unmöglichen Überschuss dieser Ordnung (wie ein überzähliges Buch ohne Signatur in der Bibliothek).

Das Obszöne ist somit für Freud etwas Notwendiges (und nicht, wie für Marcuse, etwas Entbehrliches): Es entsteht unweigerlich als Abfall- oder Nebenprodukt der Erzeugung einer Welt, die vernünftig geordnet ist und von der wir gelernt haben, dass das Wünschen nicht hilft. Erst in dem Moment, in dem wir eine kindliche Auffassung von einer wunschgerechten Welt aufgegeben haben, erwerben wir den Sinn für das Obszöne. Insofern stimmt Freud mit Marcuse und den Kynikern überein: Für kleine Kinder gibt es das Unheimlich-Obszöne nicht. Scham- und Ekelschranken entstehen erst später.

Allerdings sind sie für Freud nicht eigentlich Produkte der Kultur. Denn die Verabschiedung von der wunschgerechten Weltauffassung ist keine kulturelle Erwerbung, sondern eine universelle Lebensnotwendigkeit. Die »symbolische Kastration«, die uns von der wunschgerechten Welt abschneidet, ist ein Erfordernis der Natur und des Lebens. Sie wird von der Kultur nicht hervorgerufen, sondern nur eventuell unterschiedlich ausgestaltet.

Das ist entscheidend für eine politische Beurteilung des Schamgefühls. Die Kyniker und Marcuse halten die Scham für etwas von der Gesellschaft den Individuen Aufgebürdetes, Abschüttelbares. Freud hingegen ist da skeptischer. Dass Menschen sich schämen, lässt sich nicht verhindern. Ihnen zu sagen, sie müssten es nicht, hilft ihnen nicht weiter. Vielmehr verstärkt es ihre Scham: Sie schämen sich dann, wie Günther Anders bemerkte, sogar noch ihrer Schamgefühle.[7] Der politische Kampf kann folglich nicht darum gehen, die Scham abzuschaffen. Er muss sich vielmehr darauf richten, sicherzustellen, dass nicht durch Ausnutzung der Scham Ungleichheiten produziert werden. Auch in einer befreiten Gesellschaft würden Menschen sich regelmäßig verschiedener Dinge schämen. Aber sie würden dadurch nicht in eine inferiore Position gegenüber anderen geraten.

Epilog

Die gewonnenen Erkenntnisse ermöglichen nun vielleicht einen neuen Blick auf die Frage, warum unsere Gegenwartskultur in so auffällig hohem Maß Scham produziert. Darin unterscheidet sie sich deutlich von einer Schamkultur. Denn in Schamkulturen unternehmen die Menschen sehr viel, damit niemand sich zu schämen braucht. In unserer Kultur dagegen scheint umgekehrt sehr viel unternommen zu werden, damit das Gegenteil der Fall ist.

Vermehrte Schamanlässe, Beschämungen und Gegenbeschämungen, gezieltes Anprangern und schamlose Schambehauptungen sorgen für regelrechte schambasierte Affektgewitter.

Wenn man die Frage verfolgt, ob diese mehrheitlich recht neuen Phänomene sich zu einer jüngeren gesellschaftlichen Veränderung in Beziehung setzen lassen, so scheint ein Umstand dafür besonders in Frage zu kommen: *Die Bewohner der reichen westlichen Länder haben jegliche Zukunftsperspektive verloren.* Westliche Gesellschaften sind, nach der gelungenen Formulierung des Soziologen Oliver Nachtwey, zu »Abstiegsgesellschaften« geworden.[8] Selbst die Angehörigen oberer Mittelschichten befürchten, dass ihre Kinder sich ihr Haus oder ihre Wohnung nicht mehr werden leisten können. Kaum jemand – abgesehen freilich von jenen wenigen Superreichen, deren Vermögen sich sogar in den ersten zwei Jahren der Corona-Krise verdoppelt hat[9] – lebt noch mit dem Gefühl, dass es ihm morgen bessergehen wird.

Wenn Menschen von der Zukunft nichts mehr erhoffen, verlernen sie es wohl auch, von sich selbst etwas zu erwarten. Der ökonomische Verlust der *Zukunftsperspektiven* hat auf der psychologischen Ebene einen Kurssturz der *Ich-Ideal-Bildungen* ausgelöst. Den Menschen ist die Fähigkeit abhandengekommen, sich selbst als das zu sehen, was sie erreichen wollen; als das, wofür sie arbeiten und kämpfen. Wer keine Zukunft hat, beruft sich verstärkt auf seine Herkunft. Die Identitätspolitik ist die Gewinnerin dieser Beraubung der Menschen von ihren Zukunftsperspektiven. So sehen die Menschen in der politischen Diskussion sich selbst und einander nicht mehr im Hinblick auf das, was sie erreichen wollen, sondern nur noch im Hinblick auf das, was sie sind oder zu sein glauben. Gesellschaftlich führt dies offenkundig zu einer gewaltigen Entsolidarisierung. An die Stelle *verbindender Interessen* treten *trennende Identitäten*. Hatte zum Beispiel die zweite Generation des Feminismus der 1960er und 1970er Jahre für sexuelle wie ökonomische Selbstbestimmung, Gleichberechtigung und Chancengleichheit gekämpft – ein Kampf, dem sich auch viele fortschrittlich gesinnte Männer angeschlossen haben –, so erblicken postmodern gestimmte Aktivistinnen der dritten Generation ihren Feminismus vorwiegend darin, auf »alte, weiße Männer« zu schimpfen[10] – eine Haltung, die nicht nur Letztere und andere Männer, sondern auch viele fortschrittlich gesinnte Frauen abstößt.

Psychoanalytisch kann man diese Entwicklung als einen Verlust *dynamischer Idealität* bezeichnen.[11] Jene dem sekundären Narzissmus verdankten, idealisierten Selbstbilder, die Menschen dazu anspornten, zu wachsen, nach etwas zu streben und sich dabei mit anderen zu verbinden, die dieselben Ziele verfolgen, gehen verloren. Stattdessen erleben wir Exzesse *statischer Idealität*: Menschen versuchen geradezu panisch, das zu bleiben, was sie zu sein glauben, oder um jeden Preis »sie selbst« zu sein. Der Hip-Hop-Refrain »Be yourself!« hallt vielen im Ohr – ein Imperativ, der, wie Richard Sennett bemerkte, uferlose Versenkungen ins vermeintlich authentische Ich zur Folge hat und der, nach der Einsicht von Alain Ehrenberg, zu epidemischer »Müdigkeit« und Depression führt.[12]

Diese für die Epoche der Postmoderne charakteristische, primärnarzisstische Formierung von identitätsversessenen Subjekten hat zur Folge, dass Menschen gegenwärtig auf alles, was ihnen als Vorbild oder Ansporn dienen könnte, mit Ablehnung reagieren. Wer immer etwas besser kann, berühmter ist, etwas mehr weiß oder Bedeutenderes zustande bringt, erscheint ihnen als Beeinträchtiger ihrer imaginären Vollkommenheit, als »Dieb« ihres Genießens.[13]

Der bessere andere wird nicht wahrgenommen als Leitbild und Verbündeter des eigenen Weiterkommens, sondern schlichtweg als obszöner Verursacher des eigenen Rückstandes. »Weil du es kannst, kann ich es nicht« – diese Formel, die bezogen auf die ökonomischen Ungleichheiten durchaus ihre Berechtigung hätte, wird im postmodernen, »postmaterialistischen« Ressentiment auf die Ungleichheit von Leistungen und Fertigkeiten übertragen.

Vor diesem Hintergrund muss wohl wenigstens ein Teil jenes aktuellen Furors begriffen werden, der sich (etwa in der »cancel culture«) gegen Denkmäler und Größen der Vergangenheit wie der Gegenwart richtet. Man meint zum Beispiel, die Leistungen von Adolf Loos auf dem Gebiet der Architektur mit seinen möglichen, wenn auch nicht völlig erwiesenen pädophilen Verfehlungen gegenrechnen zu müssen[14] – so, als ob auch umgekehrt ein überführter Pädophiler vor Gericht mildernde Umstände zuerkannt bekäme, wenn er als Architekt oder Architekturtheoretiker bedeutende Leistungen vorweisen kann. Auch dem weltberühmten Physiker Erwin Schrödinger wird – offenbar mit nicht immer fehlerfreier Recherche sowie verfälschten Daten – ein »Lolitakomplex« beziehungsweise das illegale Ausleben parthenophiler Neigungen vorgeworfen.[15] Wer immer auf irgendeinem kulturellen Gebiet Größeres geleistet hat oder leistet, steht ebendeshalb schnell unter dem Verdacht, wenn nicht Missbrauchstäter, dann zumindest Rassist gewesen zu sein.

Die Größe eines Menschen – so scheint die diesem für die Gegenwart so typischen Nachforschungsinteresse zugrundeliegende Annahme zu lauten – *kann prinzipiell nur unrechtmäßig auf Kosten von Kleinen oder Schwachen erreicht worden sein.* Das Glück ist in dieser für den primären Narzissmus charakteristischen, paranoischen Weltauffassung der Einsatz eines »Nullsummenspiels«. Es kann aufseiten des einen nur auftauchen, wenn es im selben Maß auf der Seite eines anderen verschwindet.[16] Jede dem sekundären Narzissmus verdankte Idealbildung kann dementsprechend nur als narzisstische Kränkung eines ansonsten vollkommenen, weder verbesserungsbedürftigen noch verbesserungsfähigen Ich erfahren werden.

Kulturentwicklungen, die wie die Identitätspolitik die Individuen darin bestärken, auf dem zu beharren, was sie sind oder zu sein glauben, und Formen sozialer Kontrolle wie das sogenannte »Opfersein« (»victimhood«),[17] welche sie dazu anleiten, in ihrer tatsächlichen oder vermeintlichen Schwäche ihr Bestes zu vermuten, berauben die Individuen ihrer tatsächlichen Stärken, die aus ihrem Stolz und ihrer Ehre kommen, sowie ihrer Möglichkeiten, sich zu steigern und über das hinauszuwachsen, was sie im Moment sind oder zu sein glauben. Dies führt nicht nur zu einer gesteigerten Empfindlichkeit auch für kleinere oder kleinste Widerfahrnisse; es bewirkt auch, dass die Menschen sich unbewusst in dieser Empfindlichkeit selbst gefallen.[18] Was zum Beispiel früher, wie Laura Kipnis bemerkt, als unglücklich verlaufene Liebesgeschichte abgehakt worden wäre, wird jetzt regelmäßig als pathogenes Trauma verbucht.[19] Auch unglückliches Verliebtsein gilt, wie Eva Illouz treffend feststellt, nicht mehr, wie etwa in der Romantik, als ein Zustand, der bewundernswürdige Seelengröße beweist, sondern lässt die Individuen nur noch zu ihren Therapeuten laufen mit der Bitte um Beseitigung dieses ausschließlich schmerzhaft und lästig erscheinenden Ärgernisses.[20] Und wie sich in der psychoanalytischen Praxis herausstellt, sind viele Patienten gewohnt, schon bei kleinen Anflügen von Traurigkeit ihre Hausärzte um Verschreibung von Antidepressiva zu bitten.[21] Entgegen dem von Freud so charmant ernüchternd beschriebenen Ziel der Psychoanalyse, »hysterisches Elend in gemeines Unglück zu verwandeln«,[22] transformiert die Gegenwartskultur, welche die Individuen in einer statischen Idealität festzurrt, gemeines Unglück regelmäßig in neurotisches, traumatisches Elend.

Derselben Gesetzmäßigkeit folgend wird das Schamsignal, das die Individuen vor dem Ausbruch des Schamaffekts schützt und sie zu den ehrenvollen Haltungen der Tapferkeit, der Noblesse und der Diskretion anleitet, fälschlich als der Schamaffekt selbst empfunden. Wie im Fall der Ideale wird auch in jenem der Schamsignale das Schützende vor der Gefahr mit der Gefahr selbst verwechselt. So wird schon das Schamsignal alleine als narzisstische Kränkung und als beschämend wahrgenommen. Darum sind Menschen heute kaum jemals in der Lage oder willens, diskret über Blößen anderer hinwegzusehen. Vielmehr gefallen sie sich selbst darin, ihr »Fremdschämen« als unerträglich zu empfinden und es darum aufschreiend in die Welt hinausposaunen zu müssen. Das solidarische Diskretionsgebot der Scham ist in der Kultur der Postmoderne selbst zum Schamanlass, zum *pudendum* geworden. Entrüstet nehmen die Subjekte zur Kenntnis, dass sie so etwas wie einen Stolz oder eine Ehre haben sollen und dass dementsprechend eine Leistung wie das diskrete Hinwegsehen über etwas von ihnen erwartet wird. Weil keine Schamsignale mehr der Scham entgegenstehen, baden nun alle in einer einzigen entfesselten, *schamlos gewordenen Scham*.[23] In der entsolidarisierten Gesellschaft sind alle einander unausweichlich peinlich – und sie genießen mehr oder weniger heimlich ihre Fähigkeit, die anderen so zu empfinden.

Wenn es um die Frage geht, wie dieser misslichen Lage zu entkommen ist, werden insbesondere die Erkenntnisse der zweiten Enthüllung dieses Buches schlagend. Der an der Theorie Léon Wurmsers geschulte Mainstream psychoanalytischer Schamauffassungen hatte die Ursache für den Ausbruch des Schamaffekts im *Verfehlen von Ich-Idealen* vermutet. Dies aber setzt eine *intakte* dynamische Idealität voraus: Wer sein Ich-Ideal verfehlen kann, hat immerhin noch eines; und es ist nicht mit dem deckungsgleich, was er im Moment schon ist oder zu sein glaubt. Würde die Ursache der Scham nur darin bestehen, dass die Leute ihre Ideale verfehlen, dann müsste man es ihnen nur leichter machen, sie zu erreichen – etwa, indem man die Ideale durch Verfemung gänzlich beseitigt, oder indem man sie eben etwas »tiefer hängt« (nach dem treffenden Ausdruck von Wolfgang Ullrich).[24] Gerade das aber macht die Gegenwartskultur ja fortwährend – und sie erzeugt dadurch nicht weniger Scham, sondern im Gegenteil (entsprechend der Gesetzmäßigkeit vom »Narzissmus der kleinen Differenzen«)[25] weitaus mehr.

Das Problem der vermehrten Scham, ihrer »Proliferation« in der Gegenwartskultur, erscheint darum auf der Grundlage der von Wurmser formulierten Auffassung nicht lösbar. Die Sache ist schlimmer, und das Problem der Scham gravierender. Es beruht, wie wir zu zeigen versucht haben, nicht auf dem Verfehlen von Ich-Idealen, sondern auf dem totalen Verlust der Fähigkeit, sich überhaupt auf Ich-Ideale einzulassen; auf einem Verlust dynamischer Idealität. Und Letztere geht dann verloren, wenn das Ich keinen Stolz und keine Ehre besitzt; wenn es also seiner Erwachsenheit und seiner liebevollen Bewunderung durch das Unter-Ich nicht gewiss ist. Wenn die Überwindung des primären Narzissmus nicht gelungen ist, scheitert auch die Bildung sekundär-narzisstischer Ich-Ideale. Ohne Abstand zum Unter-Ich verweigert das Ich jegliches Ich-Ideal. Menschen, die kein Ehrgefühl haben, empfinden dynamische Ideale nicht als sportliche

Herausforderung oder lustvollen Ansporn, sondern nur noch als böswillige Zumutung und verletzende Kränkung. Nicht dass es ihnen misslingt, dem Ich-Ideal nahezukommen, sondern schon die bloße Existenz eines Ich-Ideals außerhalb ihres kostbaren Ichs erscheint ihnen als unerträglicher Skandal.

Kulturen können, wie Sigmund Freud erkannte, in unterschiedlichen Verhältnissen zu den individuellen Pathologien stehen. In günstigen Fällen können sie das, was auf der individuellen Ebene pathogen wäre, durch kollektive Praxis »schiefheilen«[26] – also sozusagen, nach der klassischen Formulierung Bernard de Mandevilles, »private Laster« in »öffentliche Tugenden« verwandeln. So bemerkt Freud:

> »Auch wer das Schwinden der religiösen Illusionen in der heutigen Kulturwelt nicht bedauert, wird zugestehen, daß sie den durch sie Gebundenen den stärksten Schutz gegen die Gefahr der Neurose boten, so lange sie selbst noch in Kraft waren.«[27]

Am Fall des jungen Trobrianders, der von der Scham erst in jenem Moment überwältigt wurde, als die kollektive Diskretion zerbrach, war zu sehen, dass auch das schamhafte kulturelle Aufrechterhalten eines »Als-ob« eine solche, wenn nicht heilende, so doch zumindest schützende Funktion erfüllen kann.

Die gegenwärtige Kultur westlicher Gesellschaften dagegen muss als »schiefpathogen« beschrieben werden. Aufgrund der von ihr propagierten Einbildungen sowie der entsprechenden, von ihr produzierten primärnarzisstischen Libidounterbringungen und Typen von Subjektformierung werden Individuen unfähig, mit Dingen zurande zu kommen, die sie auf sich alleine gestellt wohl hätten bewältigen können. Wenn eine Kultur die Individuen ständig dazu ermuntert, sich in ihrer Schwäche zu gefallen, dann überstimmt sie dadurch das leise innerpsychische Votum des Unter-Ich, welches sie zu stolzen Subjekten machen und in die Lage versetzen würde, ihren Herausforderungen zu begegnen. Ein großer Teil des verbreiteten, schambasierten psychischen Elends, das in der Gegenwartskultur zutage tritt, wird, so ist zu befürchten, erst dann verschwinden, wenn diese Kultur sich massiv verändert: wenn sie den Menschen deren Stolz wiedergibt und ihnen plausibel macht, dass sie imstande sind, sich stark zu zeigen, unglücklich verlaufene Liebesgeschichten ohne Schaden zu überstehen, kleine Traurigkeiten ohne Medikamente zu überwinden und über die Blößen anderer mit Hilfe eines »Als-ob« diskret hinwegzusehen.

Freilich wird diese Kulturveränderung wohl erst dann eintreten, wenn diese Gesellschaft wieder so organisiert ist, dass die Menschen in ihr eine Zukunftsperspektive für sich zu erkennen vermögen.

Dank

an die Mitglieder der Forschungsgruppe Kulturtheorie des Wiener Arbeitskreises für Psychoanalyse: Andreas Aigner, Irene Berkel, Helene Griendl, Georg Gröller, Thomas Hübel, Sama Maani, Dominik Rainer, Judith Ransmayr sowie Karl Stockreiter.

Und an die Studierenden der Universität für künstlerische und industrielle Gestaltung in Linz, der Technischen Universität Wien sowie des Lehrgangs Dramaturgie der Universität für Musik und darstellende Kunst Wien.

Sowie an Brigitte Baumgartner, Hannes Baumgartner, Markus Bodenwinkler, Ute Bodenwinkler-Burkhardt, Mateja Bucar, Mladen Dolar, Sabine Fellner, Vadim Fishkin, Jennifer Friedlander, Gerhard Gutenberger, Insa Härtel, Carl Hegemann, Beate Hofstadler, Paul Horn, Ana Jovanović, Byung-Chul Han, Srećko Horvat, Daru Huppert, Hilda Kampleitner, Olaf Knellessen, Jela Krečič, Henry Krips, Friedl Kubelka, Tereza Kuldova, Kurt Loidl, Gregor Moder, Andrea Moeschl, Peter Moeschl, Ivana Novak, Alexandra Ötzlinger, René Pollesch, Beatrix Roidinger, August Ruhs, Franz Schuh, Ulf Stengl, Walter Stach, Ernst Strouhal, Asta Vrečko, Klaus Wiesmüller, Jeanne Wolff-Bernstein, Petra Zechmeister, Gerhard Zenaty, Slavoj Žižek, Alenka Zupančič. Und – allen voran – Romana Kanzian.

Anmerkungen

Einleitung

1 Siehe dazu Maria-Sibylla Lotter im Interview https://www.youtube.com/watch?v=OdjmrDMfQPU; sowie https://www.zeit.de/news/2021-05/04/impfneid-impfscham-und-die-freiheit-der-anderen; https://www.stern.de/gesundheit/impfneid-und-impfscham--psychologen-erklaeren--was-hinter-dem-emotionalen-piks-steckt-30512232.html; https://www.bedeutungonline.de/autoscham-fleischscham-plastikscham-und-17-weitere-verhaltens weisen-fuer-die-man-sich-schaemen-kann/ (alle Zugriffe: 2021–12–02). Zur letztgenannten Version siehe z. B. https://www.achgut.com/artikel/indubio_folge_191_die_heidenangst_der_christen (Zugriff: 2022–01–12) Ich bin Gerhard Gutenberger und Petra Zechmeister (Stötten, Oberösterreich) dankbar für erhellende Gespräche zum Thema sowie für den Hinweis auf diese Quelle.

2 Wurmser 1975.

3 Siehe Wurmser 1975: 64; 66.

4 Auch dieser Gedanke ist Wurmser nicht fremd. Die Scham kann auch »Deckaffekt gegen wichtigere, tiefere Angstformen (Kastrations- und Trennungsangst)« sein (s. Wurmer 2010: 40).

5 Die Titel der Abschnitte dieses Parcours sind nicht dazu gedacht, eine Klassifikation von verschiedenen, nebeneinander existierenden Schamtypen zu bilden (denn es ist durchaus möglich, dass z. B. »Konsumscham« nur eine Spezies des allgemeinen Typus »Verbrauchsscham« darstellt). Vielmehr sollen

diese Gruppierungen die Stufen einer Gedankenentwicklung bilden. Dadurch sollen die Übergänge zwischen scheinbar unterschiedlichen Phänomenen kenntlich werden und ihre Reihenfolge das Erklärungspotenzial, das jeweils eines von ihnen für die nächstfolgenden besitzt, ersichtlich und nutzbar werden lassen.

6 Eine schöne Abhandlung zur Philosophie der Bescheidenheit bietet Otte 2012.

7 Siehe dazu Luck 1997: 129.

8 Diogenes Laertios 1990: VI: 46.

9 Diogenes Laertios 1990: VI: 55.

10 Siehe dazu z. B.: https://www.it-business.de/was-ist-ein-prosumer-a-740881/; https://www.zukunftsinstitut.de/artikel/prosumer-retail-handel-wird-kollaborativ/ (Zugriffe: 2022–01–06)

11 Siehe dazu Kuldova 2018.

12 Siehe https://www.youtube.com/watch?v=qHqKaDUlVhM (Zugriff: 2022–01–06)

13 Zu diesem Begriff siehe Žižek 1993: 203.

14 Bachelard 1978: 47.

15 Siehe dazu https://www.zeit.de/zeit-magazin/leben/2020-08/koerperbild-coronavirus-sommer-home-workout-videokonferenz/komplettansicht (Zugriff: 2022–01–06)

16 Siehe dazu Hilgers, der unter Verweis auf Rizzuto (1991) schreibt: »[…] Schampatienten beziehen – mehr noch als andere Patienten – zahlreiche Schamempfindungen auf ihre Körperlichkeit, die sie entweder ganz ablehnen oder abgelehnt sehen […]. Häufig beschäftigen sich Schampatienten gleichzeitig intensiv mit der körperlichen Erscheinung anderer Personen, deren Körperlichkeit sie idealisieren und zugleich ständig entwerten.« (Hilgers 2006: 178)

17 Siehe dazu z. B. https://www.faz.net/aktuell/gesellschaft/menschen/fat-shaming-in-sozialen-medien-auf-das-gewicht-reduziert-16815788.html (Zugriff: 2022–01–15)

18 Siehe dazu https://www.marieclaire.com.au/plus-size-models (Zugriff: 2022–01–07)

19 Auch eine Barbie im Rollstuhl, nach dem Vorbild einer chileni-

schen Sportlerin und Teilnehmerin der paralympischen Spiele von Tokyo 2020, wird seit kurzem erstmals angeboten. Siehe dazu: https://swiftheadline.com/barbie-launches-three-dolls-in-tribute-to-latin-american-athletes/ (Zugriff: 2022–01–06).

20 In seinem Buch »Überwachen und Strafen« hat Foucault die »normierende Sanktion« als eine von mehreren Disziplinartechniken moderner Gesellschaft beschrieben. Sie wird nach seiner Auffassung von Schulen, der Armee und beruflichen Einrichtungen ausgeübt und richtet sich unter anderem gegen »Unaufmerksamkeit, [...] Faulheit, Unsauberkeit, [...] *Schamlosigkeit*« (Foucault 1975: 230; Hervorhebung von mir, R. P.) Allerdings besteht ein auffälliger Unterschied zwischen Foucaults Machtanalyse und den gegenwärtigen Anti-Normierungsinitiativen. Foucault beschrieb *repressive* Apparate, die vorwiegend mit Strafen operierten. Die heute so bezeichnete und bekämpfte »Normierung« dagegen ist eine *ideologische.* Sie betrifft den Umstand, dass Personen bestimmter Hautfarben, Geschlechter, Orientierungen etc. oft mehr Repräsentation in den Medien finden als andere und dadurch als das Normale oder Exemplarische erscheinen. Diese »Normierung« findet auf der Ebene der Ideologie statt. Sie ist in letzter Instanz ein Kampf gegen *Hegemonie* als solche. Dies ist bemerkenswert angesichts der Tatsache, dass die Linke in den kapitalistischen Ländern nach 1968 das Ziel verfolgt hatte, die ideologische Hegemonie zu erkämpfen (anstatt sie zu zerstören) – was ihr, wenn man sich die Stimmung in Feuilleton oder Kulturbetrieb vor Augen führt, ja auch gelungen sein dürfte. So stellt sich die Frage, in wessen Interesse es eigentlich liegen könnte, diese Hegemonie zu zerstören.

21 Siehe dazu Crabbe 2018; Lechner 2020; vgl. dazu Nagle 2018: 58.

22 Blankenburg 1997: 49.

23 Diese Tendenz der Scham zu ihrer Verdoppelung und ihrem Selbstbezüglichwerden bemerkt hellsichtig Günther Anders (Anders 1988, Bd. 1: 28 f.; vgl. dazu auch Wurmser 2010: 26; Baer / Frick-Baer 2008: 21; 100; Hilgers 2006: 184). Generell ist dieser Selbstbezug wohl charakteristisch für einen Affekt als

solchen (im Unterschied zu einer Emotion) und bewirkt dessen Heftigkeit bzw. Unauflösbarkeit: Denn zusätzlich zu seinem Objekt nimmt der Affekt auch sich selbst noch zum Objekt. Wie der Philosoph Alain bemerkt: »Das Kind (...) schreit, weil es schreit; es wird zornig darüber, daß es zornig ist; und es tröstet sich mit dem Vorsatz, sich nicht trösten zu lassen. (...) Seinen Eigensinn darein setzen, eigensinnig zu sein.« (Alain 1982: 54)

24 Spinoza 1990: 277. Vgl. dazu Hilgers 2006: 178 f.: »Zahlreiche Schamempfindungen machen sich [...] am Körper fest, ohne dass hieraus irrtümlich geschlossen werden darf, in der misslichen Körpererfahrung etwa läge der kausale historische Ursprung der Schamszenen verborgen oder Schamkonflikte und unbefriedigende Leiblichkeit seien identisch.«

25 Diesen Gedanken vertreten zum Beispiel in der feministischen Theorie Elisabeth Badinter und Svenja Flaßpöhler (Badinter 2004; Flaßpöhler 2018) sowie die Autorinnen des #metoo-kritischen französischen Manifests »Nous défendons une liberté d'importuner, indispensable à la liberté sexuelle« vom 9. 1. 2018 in der Zeitung »Le Monde«, siehe https://www.lemonde.fr/idees/article/2018/01/09/nous-defendons-une-liberte-d-importuner-indispensable-a-la-liberte-sexuelle_5239134_3232.html (Zugriff: 2022–01–06)

26 Diesbezüglich mag insbesondere die Tatsache, dass nicht das ferne Beste, sondern immer das näher liegende Bessere als entwertend empfunden wird und Aggression sowie Neid erzeugt, skeptisch stimmen. Vgl. dazu Freuds Bemerkungen zum »Narzißmus der kleinen Differenzen« (Freud [1930a]: 243).

27 Siehe dazu die Bemerkung von Katja Grach: »Sie kennen es nicht, ständig kritische Blicke zu ernten, wenn sie in der Öffentlichkeit mal ein Eis essen. Bei mehrgewichtigen Personen, die im Alltag ständig mit Fatshaming konfrontiert sind, ist das allerdings anders.« https://www.zeit.de/zeit-magazin/leben/2020-08/koerperbild-coronavirus-sommer-home-workout-videokonferenz/komplettansicht (Zugriff: 2022–01–06)

28 Siehe dazu Melodie Michelberger: »Wer schlank ist, gilt

gemeinhin als diszipliniert, gesund und leistungsorientiert.« https://www.zeit.de/zeit-magazin/2020-05/bodyshaming-fatshaming-coronavirus-after-coronabody-memes

29 Diese auf eine Theorie der Scham gestützten Überlegungen scheinen mir relevant zum Verständnis von Essstörungen bei jungen Mädchen. Oft werden diese Leiden auf die Schlankheitsideale der Gesellschaft zurückgeführt (siehe dazu z. B. Langer 2001, Tucci / Peters 2008, Zitt 2008; vgl. dazu auch Diller 2011, Arnold 2011). Aber kann dieses qualvolle Hungern, samt dem damit oft verbundenen Zwang zum maßlosen Essen und Erbrechen, wirklich als Verfolgen eines Ideals begriffen werden? Wird hier wirklich in erster Linie etwas leidenschaftlich gewollt? Übersieht man dabei nicht die Haltung radikaler Negation, die all dem zugrunde liegt? Handelt es sich nicht vielmehr um eine absolute Weigerung, ein massives Nichtwollen – nicht essen wollen; keinen weiblichen Körper bekommen wollen; nicht wie die Mutter (d. h. so wie die Mutter *ist*, oder wie sie von einem *möchte, dass man wird*) werden wollen; kein sexuiertes Subjekt werden wollen? – D. h. in den Begriffen von Günther Anders formuliert: Handelt es sich bei dieser Scham denn etwa um eine gelungene, wenngleich äußerst fordernde Identifizierung (mit einem besonders schlanken Ideal)? Oder trägt sie nicht doch viel eher die Züge einer *Identifizierungsstörung* (siehe Anders 1980, Bd. 1: 66) – d. h. um den rabiaten Wunsch, auf keinen Fall etwas zu werden, womit man sich womöglich nicht identifizieren kann bzw. womit die anderen einen eventuell besser identifizieren könnten als man selbst? – Hier stoßen wir auf ein Grundmotiv der Scham: die Angst, sozusagen *die saftige Beute im Maul eines genießenden Anderen zu sein* – der über einen lacht, spottet, schimpft etc.

30 Vgl. dazu Demuth 2016: 255 f.

31 Siehe Anders 1980, Bd. 1: 65 ff.

32 Anders 1980, Bd. 1: 69.

33 Siehe Anders 1980, Bd. 1: 70.

34 Sartre 2002: 473.

35 Wie Sigmund Freud hellsichtig bemerkt, besteht hierin ein

Paradoxon des Über-Ich: Es bestraft für unausgeführte verwerfliche *Absichten* noch stärker mit Schuldgefühlen als für entsprechende *Handlungen*. Es straft also umso mehr, je mehr man ihm gehorcht. Siehe Freud [1930a]: 252. Zu den entsprechenden »Parametern« in Fragen der Scham – »intention«, »action« und »outcome« – siehe Williams 1993: 93.

36 Anders 1980, Bd. 1: 69. Auch an diesem Beispiel kann abgelesen werden, dass der Gegenstand ein *Überschuss* und nicht ein Mangel ist. Man kann sich dies auch mit einem Gedankenexperiment verdeutlichen: Würde jemand, der zum Beispiel einen Finger zu viel hat, nicht ein ganz anderes, viel heftigeres Entsetzen auslösen (und im Gegenzug Scham empfinden) als jemand, der einen Finger zu wenig hat?

37 Die Gesamtheit solcher Elementarbedürfnisse bildet den Gegenstand der von Jean-Claude Milner und Slavoj Žižek in den Blick genommenen »Menschenrechte« (zum Beispiel auf Zugang zu Wasser, Toiletten, Nahrung, Hygiene und einem Raum für sich), in ihrem Unterschied zu den »höheren« Bürgerrechten wie zum Beispiel auf Meinungs- oder Versammlungsfreiheit. Siehe Milner 2017; Žižek 2017.

38 Diese beiden Aspekte heben Grunberger und Dessuant als entscheidende Hürden bei der Überwindung des primären Narzissmus hervor (Grunberger / Dessuant 1997: 39 ff.; 73 ff.; vgl. dazu auch Chasseguet-Smirgel 1987: 22 ff.). In der aktuellen Aufregung um die Frage der Wahl des eigenen Geschlechts wird der zweite Aspekt meist übersehen. Auch »die Ablehnung des Stofflichen« ist nach Auffassung der Autoren charakteristisch für der Narzissmus (ebd.: 203). Sie bildet, wie ich zu zeigen versucht habe, auch ein prominentes Symptom der Gegenwartskultur (siehe Pfaller 2008).

39 Anders 1980, Bd. 1: 69.

40 Anders 1980, Bd. 1: 70. Freilich kann die Scham, Anders zufolge, auch zusammen mit Schuldgefühlen auftreten. Aber dann *überlagert* sie die Schuldgefühle und bezieht sich nicht auf dasselbe Objekt wie diese. Wenn man sich also eines Vergehens schuldig fühlt und sich gleichzeitig schämt, dann schämt man sich

dennoch nicht des Vergehens. Sondern man schämt sich, »der, welcher« zu sein (siehe Anders ebd.).

41 Die Bemühungen der kosmetischen Chirurgie werden naheliegenderweise als kosmetische Korrekturen, und somit als Angleichungen an Idealbilder von Schönheit interpretiert. Der intensive existenzielle Wunsch, der Menschen zu solchen Maßnahmen veranlasst, dürfte aber weniger ästhetisch, und dafür tiefer, existenzieller sein. Er ist in erster Linie *negativer* Natur: *Es soll etwas weg* – etwas, das stören könnte (vgl. dazu Pfaller 2008: 124).

42 Siehe dazu Sevinç Basad 2021: 112: »Nun weiß und sieht jeder, dass Kamala Harris eine Frau ist. Aber das nochmalige Ausstellen von »she / her« [in ihrem Twitter-Profil] hat hier die gleiche Funktion wie das Gender-Sternchen: Man zeigt der Welt, dass man zu ›den Guten‹ gehört, die sich für die Rechte von Frauen und Transsexuellen stark machen.«

43 Ein Lehrstück zu den Paradoxien, die mit einer Änderung des ganzen Eigennamens zusammenhängen bilden die Erfahrungen der drei in Ljubljana lebenden Künstler, die sich alle den Namen des damaligen slowenischen Ministerpräsidenten Janez Jansa gegeben haben. Siehe dazu den Katalog NAME: readymade (Ljubljana 2008) sowie Dolar et al. 2018.

44 Sigusch 2005: 29.

45 Vgl. dazu Sigmund Freud: »Es tauchen plötzlich Gedanken auf, von denen man nicht weiß, woher sie kommen.« (Freud [1917a]: 11)

46 Anders 1980, Bd. 1: 24 f.

47 Siehe dazu Impelluso 2003: 228 f.; Pankow / Peters (Hg.) 1999; Peters 2016 sowie den Artikel »Prometheus« unter https://de.wikipedia.org/wiki/Prometheus (Zugriff: 2022–01–08)

48 »Um 1800 war er zur mythischen Identifikationsfigur für das rebellische Künstlergenie geworden.« (Peters, in Pankow / Peters (Hg.) 1999: 15)

49 Siehe Platon, Protagoras 320d–321e; vgl. Peters 2016: 150.

50 Anders 1980, Bd. 1: 23.

51 Anders 1980, Bd. 1: 23. – Den Umstand, dass bei der Empfindung von Scham ein Verhältnis sozialer Ungleichheit eine

entscheidende Rolle spielen kann, beschreibt und analysiert sehr präzise Neckel (Neckel 2009).

52 Anders 1980, Bd. 1: 23. – Das Wort »selbstgemacht« wird heute ganz anders verstanden und bezeichnet fast nur noch die häusliche Individualproduktion von Basteleien oder Keksen. Für Anders, der noch im Zusammenhang einer philosophischen Anthropologie denkt, bezieht sich das »selbst« dagegen auf den Menschen als Gattungswesen. »Selbstgemacht« in diesem Sinn ist, was von Menschen (und seien es auch andere Personen) hergestellt worden ist.

53 Siehe dazu https://www.spiegel.de/auto/aktuell/weltrekord-im-volvo-irvgordon-ist-fast-3-millionen-meilengefahren-a-843568.html; https://www.volvocars-partner.ch/blog/2020/01/06/52-mio-kilometer-dieser-volvo-p1800-steht-im-guinness-buch-der-rekorde/; https://www.youtube.com/watch?v=QJZDAy7hOWE (Zugriff: 2022–01–12)

54 Zwischen 2011 und 2020 hat sich zum Beispiel die Zahl der Rückrufe von PKWs versechsfacht. Es mussten in diesem Zeitraum demnach doppelt so viele Autos zurückgerufen werden, wie neu verkauft wurden. Siehe dazu https://www.spiegel.de/wirtschaft/service/zahl-der-auto-rueckrufe-wegen-sicherheits maengeln-steigt-stark-an-a-07732e85-8c24-4b02-8e1f-c02b340 b7ee1; eine Statistik zeigt der Artikel https://www.bild.de/auto/auto-news/auto-news/kfz-rueckrufe-seit-2011-versechsfacht-werden-autos-immer-schlechter-78329254.bild.html?utm_source=taboola_AUBI&utm_medium=exchange&tblci=GiBwGBzAFCA3Iff2EU0w6fmcWkJTEjhVCiWvj_pcqnGP-iDD-UYozbGQzdHvttdj#tblciGiBwGBzAFCA3Iff2EU0w6fmcWkJTEjhVCiWvj_pcqnGP-iDD-UYozbGQzdHvttdj (Beide Zugriffe: 2022–01–15)

55 Die Gesamtheit dieser geschwundenen Dingbeherrschung lässt sich als Verarmung begreifen. Marshall McLuhan hatte alleine schon die Tatsache, dass jedes »Medium« (worunter er auch Gebrauchsdinge wie Auto oder Flugzeug zählt) einen menschlichen Sinn »ausweitet«, als »Amputation« des entsprechenden menschlichen Organs aufgefasst. Siehe McLuhan 1994: 75.

56 Siehe dazu https://www.rnd.de/wirtschaft/nach-tesla-crash-ist-es-wirklich-so-schwer-ein-unfall-e-auto-zu-entsorgen-XMEPAJ6EI5DCZNUMLW5XC2NIHI.html (Zugriff: 2022–01–15)

57 Siehe Gransche 2021.

58 Ganz anders diesbezüglich der Philosoph Michel de Montaigne, der sich solchen Anwandlungen einerseits durch aristokratische Souveränität, andererseits durch sein der antiken Schule der pyrrhonischen Skepsis verpflichtetes Denken zu entziehen wusste: »›Er hat sein Leben in Müßiggang hingebracht‹, sagen wir; ›heute habe ich nichts getan.‹ Wie das? Haben wir nicht gelebt? Das ist nicht nur die grundlegende, sondern auch unsere vornehmste Tätigkeit.« (Montaigne 2011, III: 511)

59 Marks bemerkt diesbezüglich treffend: »Wir leben in einer Atmosphäre der Scham.« (Marks 2016: 13) Vgl. dazu z. B. auch Becker 2017.

60 Hessel 2011. Vgl. Lotter 2021.

61 Siehe dazu Marks 2016: 25 f.; Han 2011: 20 ff. Zu den aktuellen, zu Selbstmord oder Erschöpfung führenden »toxischen« Arbeitsverhältnissen am Beispiel Japans siehe https://www.sueddeutsche.de/wirtschaft/japan-der-druck-auf-die-menschen-ist-enorm-1.3417221 (Zugriff: 2022–01–12)

62 Siehe dazu z. B. Hilgers 2008.

63 Zur intersubjektiven Dynamik solcher Vorgänge siehe Greenblatt 1995: 36; vgl. Pfaller 2011: 51–59; 2012: 8–10; 2017: 101–105.

64 Ich bin Romana Kanzian (Berlin / Wien) dankbar für Gespräche zu diesem Phänomen sowie für den Hinweis auf diese Szene.

65 Das vieldiskutierte Problem der sogenannten »fake news« bildet sozusagen nur die Spitze des Eisbergs eines weitaus größeren Problems. Die Schwierigkeit der Informationsgewinnung besteht heute nicht nur darin, das Wahre vom Falschen zu trennen, sondern zunächst und vor allem darin, das Wichtige vom Unwichtigen zu unterscheiden; aus der Flut von Unbedeutendem das Relevante und Entscheidende an die Oberfläche zu holen beziehungsweise dringen zu lassen.

66 Selbst so mächtige Personen wie der ehemalige US-Präsident Donald Trump können offenbar von den Inhabern der social-

media-Plattformen von jeglichem Zugang ausgeschlossen werden. Auch für Beobachter, die keinerlei politische Sympathien für den Expräsidenten hegen, muss es unheimlich erscheinen, dass eine solche durchgängige Verbannung aus der Öffentlichkeit verhängt werden kann, und dass derartige Maßnahmen keinerlei demokratischer Kontrolle unterliegen. Siehe dazu https://www.spiked-online.com/2022/01/07/the-unpersoning-ofdonald-trump/; https://www.zeit.de/politik/ausland/2021-01/meinungsfreiheit-soziale-medien-donald-trump-twitter-sperre; https://www.faz.net/aktuell/wirtschaft/die-maechtigen-des-internets-muessen-reguliert-werden-17728409.html?xtor=EREC-7-%5BDer_Tag_am_Morgen%5D-20220116&campID=MAIL_REDNL_AUDI_OWN_na_na_na_na_na_na_na_Der-Tag-am-Morgen_FD_Abo_PEM21596 (alle Zugriffe: 2022–01–15)

67 Dies hat Schultheiss richtig festgestellt (Schultheiss 1997: 98).

68 Köhler formuliert schön: »Ich kann mich entschuldigen, nicht aber entschämen« (Köhler 2017: 60).

69 Siehe dazu https://www.stuttgarter-nachrichten.de/inhalt.cringe-bedeutung-und-verwendung-mhsd.b8ab89a3-eba9-404a-9b66-e18ea08faa32.html (Zugriff: 2022–01–04). Ich bin den Studierenden des Lehrgangs Dramaturgie an der Universität für Musik und darstellende Kunst in Wien im Wintersemester 2021 / 22 dankbar für den Hinweis auf diesen Begriff sowie für eine lebhafte Diskussion zum Thema.

70 Pernlochner-Kügler (2003: 38 ff.) argumentiert, dass es Scham nie ohne Peinlichkeit, wohl aber Peinlichkeit ohne Scham gäbe. Sich für jemanden zu schämen, sei nur bei enger, etwa familiärer Verbundenheit möglich. Richtig stellt sie fest, dass Schambehauptungen gegenüber Fremden – zumindest oft – keiner wirklichen Scham entspringen, sondern nur dem Ziel, den anderen zu beschämen (ebd.: 42). Dennoch scheint der Begriff »Fremdschämen« etwas Richtiges zu treffen. Es ist nicht nur möglich, sich *für* jemanden (mit dem man eng verbunden ist) zu schämen, sondern auch, sich *anstelle* von jemandem zu schämen.

71 Bernard Williams bemerkt sehr richtig: »… there has to be something for these interrelated attitudes to be about. […] These

reciprocal attitudes have a content: some kinds of behavior are admired, others accepted, others despised, and it is those attitudes that are internalised, not simply the prospect of hostile reactions.« (Williams 1993: 83) Auch Wurmser hält fest, dass es bei der Scham sowohl ein *Wovor* als auch ein *Wofür* gibt (siehe Wurmser 2010: 60).

72 Das verbindende Prinzip lautet hier: »Jemand könnte glauben, wir gehörten zusammen«. Dieser »Jemand« – übrigens der Beziehungsstifter in vielen Komödien (siehe dazu Pfaller 2019: 97) – muss nicht unter den Anwesenden zu finden sein. Es ist eine Spielart von Mannonis »on dirait« (»man könnte sagen«; siehe Mannoni 2006: 18); eine Leistung der innerpsychischen Instanz des »naiven Beobachters«. Dazu mehr unten, in Kapitel 1.

73 »Leoparden küsst man nicht« (»Bringing Up Baby«), USA 1938, R: Howard Hawks, D: Katherine Hepburn, Cary Grant. Zu dieser Szene siehe https://www.youtube.com/watch?v=BVrZAIo3wX4 (Zugriff 2022–03–22)

74 Man mag sich bei dieser Szene erinnert fühlen an die Bemerkung Max Schelers: *»Daß die Negerin, die ihre Schamteile nicht bedeckt, sogar ein sehr ausgeprägtes Schamgefühl besitzt, zeigt die Tatsache, daß sie, durch den Missionar aufgefordert, ihre Schamteile zu bedecken, sich unter allen Zeichen des natürlichen Schamausdrucks lebhaft weigert, dies zu tun; […] Diese Tatsache ist eine einfache Folge davon, daß sie ihre Haut als Kleid empfindet, […] aber […] den Rock als etwas ansehen muß, was gerade die öffentliche Beachtung auf ihre Schamteile lenkt.«* (Scheler 1957: 76) Genauso verhält es sich mit Grants Zylinder. Schelers heute anstößig anmutender Gebrauch des »N-Wortes« sollte nicht darüber hinwegtäuschen, dass Scheler hier ein antirassistisches Argument vorbringt. Es richtet sich ja gegen die von den Kolonisatoren gebrauchte Behauptung der »Schamlosigkeit« der Afrikaner. Scheler führt hier – um ein Wort von Friedrich Engels zu gebrauchen – ein »Gefecht auf dem Terrain seines Gegners«. Darum muss er wohl auch dessen Worte gebrauchen, um desto besser dessen Behauptungen widerlegen zu können. Sonst könnte ja leicht der Eindruck entstehen, er spräche von anderen Menschen. Schelers Beispiel

verdeutlicht außerdem sehr gut, dass die Beziehung zwischen Nacktheit und Scham weitaus komplexer ist, als oft angenommen wird. Nicht immer wird Nacktheit als »loss of power« empfunden (siehe dazu z. B. Williams 1993: 220). Über den Stoiker Kleanthes, der in seiner Jugend Faustkämpfer war, wird berichtet: *»Als er eine Anzahl Epheben (erwachsene Jünglinge) zu einem Schauspiel führte, soll er vom Winde ganz entblößt worden sein und ohne Gewand vor ihnen dagestanden haben; darüber hätten ihm die Athener Beifall geklatscht«*. (Diogenes Laertios 1990: VII: 169)

75 Siehe dazu Pfaller 2002: 25–47; 2008; 2017.

76 Mit seiner Interpretation des »Dosengelächters« hat Slavoj Žižek einen entscheidenden Hinweis für die Entstehung der Interpassivitätstheorie geliefert. Er schrieb: »denken wir nur an ein in den populären TV-Shows und TV-Serien ganz übliches Phänomen: das sogenannte »canned laughter«. Nach einer vermeintlich lustigen oder witzigen Bemerkung kann man Lachen und Applaus hören; beides ist auf der Tonspur der Sendung schon enthalten [...] Wozu dieses Lachen? [...] Die einzig richtige Antwort wäre [...] die, daß der andere – diesmal vom Fernsehapparat verkörpert – uns sogar von unserer Pflicht zu lachen befreit, d. h. er lacht an unserer Stelle. Selbst wenn wir also, von einem stumpfsinnigen Tagwerk ermüdet, den ganzen Abend nur träge auf den Bildschirm starren, können wir danach doch sagen, daß wir objektiv, durch das Medium des anderen, einen wirklich schönen Abend verbracht haben.« (Žižek 1991: 50) Für Žižek war diese Beobachtung der psychoanalytische Beleg dafür, dass »intime« Empfindungen außen existieren können. Für die Ästhetik bedeutete dies aber zugleich, dass die (von der Interaktivitätstheorie so bezeichnete) »passive« Rezeption eines Kunstwerkes *an das Werk delegiert* werden kann und dass es Zuseher gibt, die dies auch wollen. Aus diesem Gedanken entwickelte sich die Ästhetik der Interpassivität.

77 Jacquet 2015.

78 Das Zeitwort »schämen« hat im Englischen somit auch eine »transitive« Form, ähnlich wie zum Beispiel »schlagen« oder »küssen«. Man kann – wörtlich übersetzt – sagen: »Ich schäme

dich«. Im Deutschen lässt sich diese aggressive, transitive Form des Umgangs mit Scham kaum wiedergeben, ohne dass der Wortstamm verlorengeht. Am ehesten entspricht dem englischen »shaming« wohl das deutsche Verbum »anprangern«.

79 Siehe Jacquet 2015: 14.

80 Jacquet 2015: 18. Man könnte in diesem Satz auch eine Fehlauffassung der Scham lesen – nämlich die in Kapitel 1 der Kritik unterzogene Auffassung vom »außengeleiteten«, d. h. fremdbestimmten Charakter der Scham. Allerdings dürfte Jacquets Thema, wie ich im Folgenden zu zeigen versuche, nur bedingt mit der Scham zu tun haben. Was sie interessiert, ist wohl tatsächlich etwas »Außengeleitetes«.

81 Siehe Freud [1930a]: 251.

82 Siehe dazu Marx [1867]: 559–561; Althusser, in Althusser et al. 2015: 29–35.

83 Siehe Jacquet 2015: 113 ff.; vgl. auch Campbell / Manning 2014: 714 ff.

84 Zur Kritik des Begriffs der »Binarität« bestehender Geschlechterverhältnisse siehe Pfaller 2020a.

85 Dieselben, freilich schon in Bezug auf ihren Ursprungsort hochgradig fragwürdigen Kategorien werden dann auch zur Anwendung in Länder importiert, die – wie zum Beispiel Österreich – in ihrer Geschichte niemals Kolonien in Afrika oder schwarze Sklaven besaßen; in denen es dafür aber im 20. Jahrhundert eine Geschichte von Faschismus, Genozid und Zwangsarbeit gab. Deren Opfer waren weiße Menschen (und vorwiegend Männer). Angewandt auf diese Verhältnisse führt der Antikolonialismus-Import zu merkwürdigen Verzerrungen. So wurde vor kurzem bei einer Konferenz französischer und österreichischer Psychoanalytiker an einer Wiener Universität den Vortragenden – unter ihnen Nachfahren von Holocaust-Überlebenden – vorgehalten, sie seien »alte, weiße Männer«. Dieses besonders im Kulturbetrieb beliebte unreflektierte Übertragen von modischen US-amerikanischen Diskursklischees auf mitteleuropäische Verhältnisse kann man auch als *koloniale Dekolonisierung* bezeichnen (siehe dazu Pfaller 2017: 37 ff.).

86 Max Scheler bemerkt treffend: »… eine Schamregung zu *gebieten* wäre lächerlich«. (Scheler 1957: 82)

87 Siehe dazu Basad 2021: 117 ff. Hier eines ihrer Beispiele: »Ein … Student entschuldigt sich dafür, weiß zu sein: ›Ich bin ein Mann und habe noch dazu blaue Augen‹, schreibt er voller Reue, aber er sei auch ein ›wirklich sensibler und einfühlsamer Mensch‹. (…) Hier wird klar, worauf diese Art von Antirassismus im Kern abzielt: Weiße müssen leiden, weil Schwarze leiden. … Sie dürfen nicht glücklich sein, wenn andere unglücklich sind.« (ebd.: 121)

88 Basad 2021: 65.

89 Siehe dazu https://www.focus.de/politik/deutschland/unreflektierte-kindheitserinnerung-indianer-eklat-spitzenkandidatin-bettina-jarasch-erntet-bei-gruenen-parteitag-kritik_id_13108083.html (Zugriff: 2022–01–20)

90 Fourest 2020: 11 f.

91 Fourest 2020: 12.

92 Siehe dazu z. B. den von Lukas Cejpek herausgegebenen Band »Der Geschmack der Fremde« (Wien: Sonderzahl, 2004) oder auch die Wiener Initiative »Habibi & Hawara« (https://habibi.at/ Zugriff: 2022–03–14).

93 So schreibt Emily Dinsmore in *Spiked* an die Britischen Studierenden: »In 2016, the cultural-appropriation meltdown went mainstream. At the University of Cambridge it seems students aren't even trusted to attend a fancy-dress party. An ›Around the World in 80 Days‹ themed party at Pembroke College was cancelled by the Junior Parlour Committee over fears that ›racist‹ costumes would offend students. You've reached peak authoritarianism when you're policing fancy dress.« (Dinsmore 2016)

94 S. Oehmke 2016; Campbell / Manning 2014: 694. Vgl. dazu Pfaller 2017: 47.

95 Basad 2021: 81–83.

96 Fourest 2020: 14.

97 Auch die Detailverliebtheit dieser Politiken könnte als eine Gemeinsamkeit mit der Scham betrachtet werden. Denn kleinste Dinge wie zum Beispiel ein winziger Fleck auf dem Hemd können bekanntlich Scham auslösen. Allerdings unterscheiden

sich die für die beiden Seiten relevanten Details doch beträchtlich in ihrer Art. Die auf den Schutz von Empfindlichkeiten zielenden Sprachpolitiken verbieten zum Beispiel bestimmte Wörter. Die Scham hingegen kann in manchen Situationen auch ausbrechen, wenn man nichts sagt – etwa in Gestalt peinlichen Schweigens. Auch die Beurteilungsinstanzen sind verschieden. Bei den »Mikroaggressionen« soll das subjektive Empfinden der Betroffenen entscheiden. Bei den Anlässen der Scham hingegen besteht eine auffällige »Objektivität« – die sich oft sogar gegen das subjektive Empfinden aller Anwesenden durchsetzt. (Dazu mehr unten, in Kapitel 1.)

98 Siehe dazu https://www.artforum.com/news/black-pain-is-not-for-profit-activists-protest-luke-willis-thompson-s-turner-prize-nomination-76784 (Zugriff: 2022–02–20). Vgl. dazu Basad 2021: 81.

99 Siehe zu diesem und zu ähnlichen Fällen Rauterberg 2018, Fourest 2020: 34 ff.; Basad 2021: 83 ff. Vgl. dazu auch die eigentümlich halbherzige und distanzierte Stellungnahme von Kara Walker, der ehemaligen Professorin von Dana Schutz an der Columbia University, in: Die Zeit, 2. 6. 2021: 49.

100 Basad bemerkt dazu: »In einer Welt, in der alles ›sozial konstruiert‹ ist, wird der subjektive Schmerz zur einzigen Konstante, die objektiv ›wahr‹ sein kann.« (Basad 2021: 99)

101 Siehe dazu https://www.berliner-zeitung.de/kultur-vergnuegen/adolph-reed-cancel-culture-socialists-barnie-sanders-barack-obama-einem-schwarzen-intellektuellen-wird-rassismus-unterstellt-li.99088 (Zugriff: 2021–08–02); vgl. dazu auch https://www.nytimes.com/2020/08/14/us/adolph-reed-controversy.html (Zugriff: 2021–02–17)

102 Siehe https://temple-news.com/vagina-monologues-canceled-due-inclusivity-issues/; vgl. dazu die Antwort Eve Enslers, die betonte, ihr Stück handle nicht davon, was es heißt, eine Frau zu sein, sondern davon, was es heißt, eine Vagina zu besitzen: https://time.com/3672912/eve-ensler-vagina-monologues-mountholyoke-college/ (Zugriffe: 2021–08–04)

103 Siehe dazu auch Furedi 2013.

104 Siehe dazu https://taz.de/Streit-um-Rassismus-Vortrag/!5758214/; vgl. https://www.cicero.de/kultur/rassismus-vortrag-diskriminierung-kolonialgeschichte-afrika-historiker-helmut-bley (Zugriffe: 2021–08–05)

105 Siehe https://www.deutschlandfunkkultur.de/streit-um-amanda-gorman-uebersetzung-es-geht-nicht-um.2156.de.html?dram:article_id=493425 (Zugriff: 2021–08–06)

106 Siehe Fourest 2020: 35.

107 Hier gilt, was Bertolt Brecht pointiert so formuliert: »Wenn ich höre, daß ein Schiff Helden als Matrosen benötigt, frage ich, ob es morsch und alt ist. (…) Wenn der Kapitän ein Genie sein muß, sind seine Instrumente wohl unzuverlässig.« (Brecht 1971a: 106) Es handelt sich um strukturelle, politische Probleme, und darum lassen sie sich nicht auf individueller, moralischer Ebene lösen. Der Illusion dieses Moralisierens unterliegt zum Beispiel auch Passmann, wenn sie nach älteren, weißen Männern sucht, die bereit sind, »einen Schritt zur Seite zu gehen für junge, aufmüpfige Frauen, die auch mal im Chefsessel sitzen wollen« (Passmann 2019: 26). Warum aber zum Beispiel nicht für ältere, qualifizierte und erfahrene Frauen? Hier tritt die immanente Widersprüchlichkeit des Moralisierens deutlich zutage: Müsste jene Person, die ein unverdientes Privileg von jemand anderem abgetreten bekommt, es nicht aus genau demselben Grund ihrerseits wieder an eine noch weniger privilegierte (oder aber qualifiziertere) Person abtreten? Wie kann jemand jemals ein *unverdientes* Privileg *verdienen*?

108 Siehe dazu Sloterdijk 2006.

109 Luzide analysiert dies Caroline Fourest anhand des Falls jener transsexuellen Schauspielerinnen, die – sozusagen im Zug eines »erpresserischen Casting-Angebots« in eigener Sache – erfolgreich verhinderten, dass Scarlett Johansson in einem Film die Rolle eines transsexuellen Zuhälters spielen konnte (s. Fourest 2020: 88 f.). Hätte diese kurzsichtige Identitätspolitik tatsächlich eines Tages Erfolg, dann könnten, wie Fourest bemerkt, »Schauspieler, die einer Minderheit angehören, auch nur noch Angehörige von Minderheiten darstellen« (ebd.).

110 Zu diesem Begriff siehe Wittgenstein 1980: 19.

111 Siehe dazu https://www.faz.net/aktuell/feuilleton/debatten/wolfgang-thierse-wie-viel-identitaet-vertraegt-die-gesellschaft-17209407.html?premium; vgl. https://www.sueddeutsche.de/meinung/spd-thierse-identitaetspolitik-1.5226367 (Zugriffe: 2021–08–05).

112 Siehe Furedi 2016: 15.

113 Siehe Wittgenstein 1980: 139–180; vgl. dazu Kenny 1974: 208–236.

114 Siehe dazu Basad 2021: 99.

115 Siehe Schultheiss 1997: 98.

116 Gegen die aktuell verbreitete, entpolitisierende Unsitte, Personen in Frage zu stellen, anstatt nach Haltungen zu fragen – also zu fragen, wo jemand herkommt, anstatt, wo jemand steht und hinwill – hat Kenan Malik sehr gut klargestellt: *»In politischen Konflikten kommt es nicht darauf an, wer du bist, sondern darauf, woran du glaubst.«* (Malik 2018: 27) Eine zur Selbstverständlichkeit gewordene Frage in politischen Gruppen lautet derzeit: »Von welcher Position aus sprichst du?« Diese Frage ist jedoch zutiefst zweideutig. In Bezug auf eine Person wie Friedrich Engels zum Beispiel könnte dies bedeuten: a) von der »Position« des Fabrikbesitzers und Kapitalisten, oder b) von der Position eines der schärfsten Analytiker und Kritiker der kapitalistischen Produktionsweise. Im Sinn von (a) bezeichnet »Position« nur eine *Stelle* beziehungsweise einen *Ort* (wie zum Beispiel die Position eines Schiffes). Im Sinn von (b) dagegen besitzt »Position« den militärischen Sinn einer *Stellung* – also dessen, was jemand eingenommen hat, was er nicht aufzugeben bereit ist und von wo aus er etwas angreifen will.

117 Siehe dazu Wurmser 2010: 80, der bemerkt, die Scham bestehe nicht nur in der Sehnsucht, sich zu verbergen, sondern auch in der Forderung, durch Verbergen zu büßen.

118 Dazu ein Beispiel: Wenige Wochen nach der umstrittenen Absage eines Auftritts der Kabarettistin Lisa Eckhart in Hamburg (siehe dazu Basad 2021: 93; https://www.deutschlandfunkkultur.de/kabarettistin-lisa-eckhart-auftritt-abgesagt-aus-sorge-vor.1013.

de.html?dram:article_id=481905; Zugriff: 2021–08–06) erzählte mir ein österreichischer Journalist, dass es derzeit unmöglich sei, ein bereits fertiggestelltes Interview mit der Kabarettistin im Radio zu senden. Die gesamte Redaktion halte dies für inopportun. Das ist sozusagen die verschämte Seite dieser »Schamkultur«. Verhinderungen werden nicht offen verkündet, sondern auf dem Weg leiser Andeutungen und Suggestionen, in einer Art von stillem Einvernehmen zwischen impliziter Drohung und vorauseilendem Gehorsam, bewerkstelligt.

119 Bezeichnend dafür erscheint zum Beispiel der Umgang der Filmindustrie mit dem Schauspieler Kevin Spacey im Zug der #metoo-Bewegung. Sofort nachdem Vorwürfe sexueller Belästigung gegen ihn erhoben worden waren, und noch vor jeglicher gerichtlicher Klärung, bekam Spacey keine Rollenangebote mehr. Aus der letzten Staffel der Serie »House of Cards«, die nicht zuletzt dank seiner Leistungen berühmt geworden war, eliminierte man ihn, und Regisseur Ridley Scott ließ sogar bereits mit Spacey gedrehte Szenen seines Films »All the Money in the World« (2017) nochmals mit einem anderen Darsteller verfilmen. (Siehe dazu https://variety.com/2017/film/opinion/ridley-scott-kevin-spacey-christopher-plummer-replacement-1202611217/; https://variety.com/2017/film/news/kevin-spacey-christopher plummer-all-the-money-in-the-world-1202611975/; Zugriffe 2021–12–03). – Warum genügt es eigentlich nicht, jemanden, der eine Verfehlung begangen hat, vor Gericht zu bringen und gegebenenfalls zu bestrafen? Warum muss man ihn auch noch an der Ausübung seines Berufes hindern? Würde man bei Zahnärztinnen oder Automechanikern ähnlich vorgehen? Macht der Umstand, dass es im Fall eines Schauspielers um ein öffentliches »image« geht, wirklich einen entscheidenden Unterschied? Warum sollte eine Öffentlichkeit nicht fähig sein, zwischen dem Privatleben und den beruflichen Leistungen einer Person zu unterscheiden? Wer erklärt eigentlich das Publikum für so dumm, dass es die Freude an Spaceys Schauspiel notwendigerweise auch für Zustimmung zu seiner privaten Lebensführung halten müsste?

120 Die von Sigmund Freud in »Totem und Tabu« untersuchten

Stammeskulturen sind Schamkulturen. Übertretungen von Tabus werden nicht etwa von der Gesellschaft sanktioniert, sondern strafen sich »automatisch«. Freud: »Es liegen zuverlässige Berichte vor, daß die unwissentliche Übertretung eines solchen Verbotes sich tatsächlich automatisch gestraft hat. Der unschuldige Missetäter, der z. B. von einem ihm verbotenen Tier gegessen hat, wird tief deprimiert, erwartet seinen Tod und stirbt dann in allem Ernst.« (Freud [1912–13]: 314) Diese selbstbestrafende Wirkungsweise der Übertretung in Schamkulturen ist übrigens ein Indiz dafür, dass die Scham nicht »außengeleitet« ist. Zum Phänomen des Sterbens aus Scham siehe auch Lacan [1969–70]: 209 ff.

121 Siehe dazu Benedict [1946] über Japan: »Lang ist beispielsweise die Liste der Schuldirektoren, die Selbstmord verübten, weil ein Feuer – an dem sie keine Schuld trugen – das Bild des Kaisers zu beschädigen drohte, das in jeder Schule hing.« (Benedict [1946]: 136).
Williams (1993: 64 ff.) verteidigt die antike griechische Schamkultur gegen den Vorwurf, sie hätte, da sie über keinen Begriff moralischer Verantwortung verfügte, Menschen für Dinge verantwortlich gemacht, für die diese nichts konnten. Dies würde bedeuten, dass unsere Kultur einen moralischen »Fortschritt« gegenüber der antiken darstellte. Doch wie Williams zeigt, gibt es auch in unserer Kultur und in unserem Recht viele Fälle z. B. von Fahrlässigkeit bzw. *mala prohibita* oder *mala in se*, bei denen Schuld zugesprochen wird, ohne dass das herbeigeführte Übel beabsichtigt gewesen wäre. Im alten österreichischen Beamtenrecht jedoch existierte ein Grundsatz, der tatsächlich stärker an eine Schamkultur erinnern könnte: »Nicht nur Befangenheit, sondern auch der Anschein von Befangenheit ist zu vermeiden.« Ich bin Ernst Strouhal, Wien, dankbar für diesen Hinweis.

122 Über die Ehre als Zentralelement von Schamkulturen siehe Benedict [1946]: 107. Zur Unterscheidung der Systeme »Ehre« und »Würde« siehe Berger [1970]. Campbell und Manning haben diese Unterscheidung noch um die dritte Kategorie der »victimhood« (»Opfersein«) erweitert (Campbell / Manning 2014).

123 Diese für die Schamkulturen charakteristische Aufmerksamkeit und liebevolle Sorgfalt für Details scheint auf den ersten Blick eine Parallele in der Gegenwartskultur zu besitzen, die sich ja auch dadurch auszeichnet, dass in ihr die heftigsten Leidenschaften sich gerade an Kleinigkeiten wie »Mikroaggressionen« oder inkorrekt gewählten Worten entzünden. Aber gerade hieran zeigt sich der entschiedene Gegensatz der beiden Kulturen. Die Details sind in der Schamkultur Gegenstand liebevoller, positiver Kulte der Würdigung; in der Gegenwartskultur dagegen bilden sie das anstößige Motiv negativer Kulte der Vermeidung. Die eine Kultur produziert schöne Formen; die andere solche, die nur nicht verletzend sein sollen.

124 Zur Funktionsweise der Systeme Ehre und Würde sowie ihrer Zuordnung zu den beiden Formen gesellschaftlicher Einbildung, Aberglaube und Bekenntnis, siehe Pfaller 2017: 113–121.

125 Siehe dazu Kuldova / Sánchez-Jankowski (eds.) 2018.

126 Auch Marks (2016: 10) bezieht sich auf den Fall Zidane–Materazzi im Finale von 2006. Er kommentiert Zidanes Beweggründe unter dem Gesichtspunkt der Scham. Das systematische, regelmäßig auftretende Verhalten von Zidane muss aber nicht nur aus dem Schamgefühl, sondern auch aus der Verpflichtung gegenüber dem System Ehre erklärt werden. Denn die Tätlichkeit im Finale 2006 bildete keinen Einzelfall, wie sich z. B. in dem Film »Zidane – Ein Porträt im 21. Jahrhundert« von Philippe Parreno und Douglas Gordon (Frankreich, Island 2006) sehen lässt. Zidane revanchierte sich auch dann, wenn er nicht verbal »beschämt« wurde wie von Materazzi, sondern auch dann, wenn man ihn lediglich hinterhältig gefoult hatte.

127 Den diesbezüglichen Unterschied zwischen dem System der Ehre und jenem der bürgerlichen Würde hinsichtlich der Frage der Scham beschreibt Hilgers sehr gut. So *»schämt sich der eine, wenn er nicht zuschlägt, der andere hingegen, wenn er es tut«* (Hilgers 2017: 335). Ob es sich beim Letzteren, dem Vertreter des Systems »Würde«, allerdings überhaupt um Scham handelt, erscheint fraglich. Denn die Würde ist in erster Linie ein System der Schuld. Die übergeordneten Autoritäten, die hier im Ernstfall

angerufen werden, sanktionieren ja gemäß von ihnen getroffenen Schuldfeststellungen. Freilich kann, wie Günther Anders hellsichtig bemerkt, die Scham zu einem Schuldgefühl hinzutreten. Während man sich *einer Tat schuldig* fühlt, *schämt* man sich dann zugleich, *»›derjenige, welcher‹ zu sein«* (Anders 1988, Bd. 1: 70).

128 Eine witzige Bezugnahme auf derartige Redeweisen gelang dem Wiener Bezirkspolitiker Maximilian Zirkowitsch 2015 mit seinem satirischen Wahlplakat »Du Opfa, gib Stimme!«, siehe https://kurier.at/special/challenge/kandidat-wirbt-mit-du-opfa-gib-stimme/152.864.808 (Zugriff: 2021–08–15). Ich bin Tamara Ehs, Wien, dankbar für den entsprechenden Hinweis.

129 Siehe Krause 1990: 685; Marks 2016: 14.

130 Siehe Wurmser 2010: 64; 149; Hilgers 2006: 13 f.; Baer / Frick-Baer 2008: 67 ff.

131 Marks 2017: 16.

132 Karl Stockreiter, mail an die Forschungsgruppen des Wiener Arbeitskreises für Psychoanalyse, 14. 3. 2021.

133 Siehe dazu z. B. Recalcati 2011.

134 Freud [1917e].

135 Beim Problem der »neuen Pathologien« geht es nicht nur um das Auftauchen einzelner neuer Formen des Leidens, sondern auch um das Auftauchen eines neuen Verhältnisses zwischen ihnen. Man kann dies vergleichen mit der Konzeption der »Produktionsweisen« bei Marx, die jeweils aus einem bestimmten Verhältnis zwischen einzelnen Produktionen bestehen: »In allen Gesellschaftsformen ist es eine bestimmte Produktion, die allen übrigen und deren Verhältnisse daher auch allen übrigen, Rang und Einfluß anweist. Es ist eine allgemeine Beleuchtung, worin alle übrigen Farben getaucht sind und [die] sie in ihrer Besonderheit modifiziert.« (Marx [1857]: 637)

136 Nietzsche [1886]: 73.

137 Charles Dickens: David Copperfield, zit. nach Wurmser 2010: 24.

138 In derselben Weise bestimmt Williams den für die Scham charakteristischen Wunsch zu verschwinden: »... the desire to disappear, not to be there. It is not even the wish, as people say, to sink

through the floor, but rather the wish that the space occupied by me should be instantaneously empty.« (Williams 1993: 89).

139 Dieses irrige Verständnis, das sich insbesondere im Konzept der »Idealitätsscham« ausdrückt, wird unten, im Abschnitt »Zweite Enthüllung« untersucht und kritisiert.

140 Siehe Lacan [1962–63]: 53.

141 Siehe Spinoza 1986: 51. Lacan formuliert: »… qu'il n'y a pas de manque dans le réel, que le manque n'est saissisable que par l'intermédiaire du symbolique.« (Lacan [1962–63]: 156)

142 Ich bin Karl Stockreiter von der Wiener Forschungsgruppe für Psychoanalyse »stuzzicadenti« dankbar für wertvolle Anregungen, ausführliche Gespräche und Korrespondenz zu dieser Frage.

143 Siehe Anders 1980, Bd. II: 392. Freilich sind Bedürfnisse (»besoins«) etwas anderes als das Begehren (»désir«). Dennoch erscheint die »Müdigkeit« des Begehrens zumindest als eine auffällige Begleiterscheinung von Überflussgesellschaften.

144 Ehrenberg [1998], 2010; Han 2011.

Erste Enthüllung:
Die Scham ist nicht »außengeleitet«.

1 Scham und Schuld werden in dieser Unterscheidung als handlungsleitende Prinzipien begriffen. Dies gilt auch wenn, wie in der Einleitung gezeigt wurde, die Scham sich nicht auf ein *Tun* sondern auf ein *Sein* bezieht: Denn man kann manches tun, um sich seines Seins nicht schämen zu müssen; und man kann manches tun müssen, wenn man sich seines Seins schämt. Auch für diese Unterscheidung gilt, was zuvor in Bezug auf den Begriff der »neuen Pathologien« festgestellt wurde. Man muss auch Scham- und Schuldkulturen auffassen wie die Marx'schen Produktionsweisen. Es handelt sich nicht notwendigerweise darum, dass in einer Kultur nur Scham, in der anderen nur Schuld existierte. Es geht vielmehr um den jeweils vorherrschenden Affekt sowie um dessen Verhältnis zum anderen. Grob aber lässt sich wohl eine gewisse Asymmetrie feststellen: Denn

es könnte sein, dass es reine Schamkulturen gibt; nicht aber reine Schuldkulturen. In Schuldkulturen existieren immer auch Zusammenhänge, die nach dem Modus der Scham funktionieren, so wenig bewusst dies den Mitgliedern solcher Kulturen auch sein mag.

2 Dodds bemerkt: »[...] certain American anthropologists have lately taught us to distinguish »shame-cultures« from »guilt-cultures«, and the society described by Homer clearly falls into the former class. Homeric man's highest good is not the enjoyment of a quiet conscience, but the enjoyment of [...] public esteem. [...] In such a society, anything which exposes a man to the contempt or ridicule of his fellows, which causes him to ›lose face‹, is felt as unbearable.« (Dodds 1951: 17 f.; vgl. dazu Williams 1993). Hellsichtig erkennt Dodds die *gnädige, entschuldigende Seite* dieses Systems: »That perhaps explains how not only cases of moral failure, like Agamemnon's loss of self-control, but such things as the bad bargain of Glaucus, or Automedon's disregard of proper tactics, came to be ›projected‹ on to a divine agency. On the other hand, it was the gradually growing sense of guilt, characteristic of a later age, which transformed ate into a punishment, the Erinyes into ministers of vengeance, and Zeus into an embodiment of cosmic justice.« Friedrich Nietzsche erkannte dementsprechend in diesem älteren System der Schamkultur eine »vornehmere Art, sich der Erdichtung der Götter zu bedienen«: »[Was kann die Ursache sein?] ... so fragte sich jahrhundertelang der vornehme Grieche angesichts jedes ihm unverständlichen Greuels und Frevels, mit dem sich einer von seinesgleichen befleckt hatte. ›Es muß ihn wohl ein Gott betört haben‹, sagte er sich endlich, den Kopf schüttelnd ... Dieser Ausweg ist *typisch* für Griechen ... Dergestalt dienten damals die Götter dazu, den Menschen bis zu einem gewissen Grade auch im Schlimmen zu rechtfertigen, sie dienten als Ursachen des Bösen – damals nahmen sie nicht die Strafe auf sich, sondern, wie es *vornehmer* ist, die Schuld ...« (Nietzsche [1887]: 280 f.).

3 Benedict 2006: 196. Allerdings hat Benedict mit feinem Gespür immerhin eine gewisse »Virtualität« dieser »anderen« in Erwägung

gezogen, indem sie fortsetzte: »Ein Mensch fühlt sich beschämt, wenn er öffentlich verlacht und kritisiert wird *oder sich nur vorstellt, lächerlich gemacht worden zu sein.* In beiden Fällen handelt es sich um eine wirksame Sanktion. Aber sie bedarf eines Publikums *oder zumindest der Vorstellung, daß es ein Publikum geben könnte.*« (Benedict 2006: 196 f.; Hervorhebungen von mir, R. P.) Wie wir sehen werden ist dies – im Hinblick auf die Frage der Heteronomie der Scham – ein Unterschied ums Ganze.

4 Sowohl Verfechter wie Kritiker dieser Auffassung lesen den Ausdruck »außengeleitet« (»outer-directed«) immer als gleichbedeutend mit »fremdbestimmt« (»other-directed«), also im Sinn moralischer Heteronomie. Mead und Benedict hatten von »external sanctions« (im Unterschied zu »internal sanctions«) gesprochen. Der Ausdruck »außengeleitet« dürfte erst im Gefolge von David Riesmans soziologischer Unterscheidung zwischen den drei sozialen Konformitätstypen »tradition-directed«, »inner-directed« und »other-directed« üblich geworden sein (siehe Riesman / Denney / Glazer [1950]). Am englischen Original fällt die nicht ganz trennscharfe Entgegensetzung von *»inner«* und *»other«* auf; präziser wäre es wohl gewesen, zwischen *»inner«* und *»outer«* zu trennen. Dies wurde in der Folge offenbar eher stillschweigend, zum Beispiel in den deutschen Übersetzungen, nachgeholt, so dass die Debatte über die vermeintliche moralische Heteronomie der Scham seither unter der Flagge »außengeleitet« geführt wird. In Bezug darauf hatte Riesman freilich eine ganz andere Auffassung vertreten. Für ihn war der *traditionsorientierte* Konformitätstypus mit Scham verbunden; der außengeleitete dagegen lediglich mit *Angst.* Dies stimmt mit unseren Einschätzungen zum sogenannten »shaming« überein (siehe oben, Einleitung).

5 Siehe dazu Williams 1993: 78. Vgl. dazu z. B. Benthien, die schreibt, »Scham hängt eng mit der Dimension der Visualität zusammen, Schuld hingegen mit der Dimension der Auditivität.« (Benthien 2011: 9 f.) Dieser beliebte Topos gründet sich auf eine Verwechslung. Denn offensichtlich kann ja auch Auditives Scham auslösen – etwa, wenn man etwas gesagt oder gehört hat, das man

lieber nicht hätte sagen oder hören wollen. Die Unterscheidung von Sehen und Hören vertritt eine andere – nämlich die von Äußerlichkeit und Innerlichkeit; beziehungsweise psychoanalytisch: von Ich-Dystonie und Ich-Syntonie. Zur innerlichen »Stimme des Gewissens« existiert nur deshalb kein visuelles Pendant, weil es zwar eine leise Stimme, aber kein leises Bild gibt.

6 Williams 1993: 83: »... there has to be something for these interrelated attitudes to be about«.

7 Freilich zeigt dieses Verständnis, dass es den von ihm vorausgesetzten Begriff der Verletzung nicht wirklich ernst nimmt. Denn Verletzung ist ein in hohem Maß dem Irrtum und der Täuschung ausgesetzter objektiver Tatbestand.

8 Siehe Benedict 2006: 197. Man hätte freilich das Gewissen oder Über-Ich, das doch alles sieht und weiß, eventuell auch als ein »vorgestelltes Publikum« beschreiben können. Allerdings wird diese Beobachtungsinstanz mit Notwendigkeit als weitaus weniger ich-fremd erfahren.

9 Einen exzellenten, kritischen Kommentar zu dieser Auffassung bietet Williams 1993: 77.

10 Siehe zu diesem Begriff Sahlins 1999. Zur Kritik an der ungewollten Konsequenz aus Meads und Benedicts Theorie siehe Albrecht 2011.

11 Siehe dazu z. B. Müller-Herold 1999: 41. Jan Assmann übernimmt diese Auffassung kritiklos (Assmann 2013: 32). Dieselbe Konzeption auch bei Jacquet: »Im Gegensatz zur Scham, die den Einzelnen an den Maßstäben der Gruppe misst, veranlasst das Schuldgefühl den Einzelnen, sich an seinen eigenen Maßstäben zu messen.« (Jacquet 2015: 18) Vgl. dazu Blankenburg, der meint, »dem Schamerleben muss erst die Autonomie abgerungen werden, die bei Schuld schon vorhanden« sei (Blankenburg 1997: 48 f.).

12 Siehe dazu Freud [1930a]: 251 f.

13 In einem im Übrigen außerordentlich lehrreichen und fein differenzierenden Artikel, der dem Verhältnis von Melancholie und Depression gewidmet ist, übernimmt Wolfgang Perner leider dieses klassische Missverständnis der Scham und unterlegt es

mit psychoanalytischen Begriffen. Er schreibt: *»Die Scham ist im Unterschied zur Schuld keine ›metaphysische‹ Regung, die sich in letzter Instanz auf den großen Anderen bezieht, sondern ein soziales Gefühl, das sich auf den (kleinen) anderen bezieht, nicht auf eine übergeordnete Instanz, sondern auf den Nebenmenschen.«* (Perner 2003: 58) Man muss dem Autor freilich zugutehalten, dass die Scham in diesem Text nicht sein Gegenstand ist, sondern das Instrument der Analyse. Aber auch eine solche Analyse droht zu scheitern, wenn ihr Instrument defekt ist.

14 Freilich hatte bereits Friedrich Nietzsche in seiner »Genealogie der Moral« (Nietzsche [1887]) hinter dem den bürgerlichen Europäern seiner Epoche geläufigen System der Schuld ein älteres, noch in der Aristokratie beobachtbares System der Sittlichkeit entdeckt und beschrieben: Hinter der bürgerlichen »Sklavenmoral« legte er die vor allem in den Dokumenten der klassischen Antike überlieferten Spuren einer »Herrenmoral« frei, die man – insbesondere, wenn man sie mit Ruth Benedicts Beschreibungen der japanischen Kultur vergleicht – als »Schamkultur« bezeichnen könnte (vgl. dazu Dodds 1951: 17).
Das Besondere an Nietzsches Darstellung, das diese zum Beispiel von jener Margaret Meads abhebt, besteht freilich darin, dass Nietzsche gerade die »Herrenmoral« (beziehungsweise Schamkultur) als »aktiv« und mithin moralisch autonom beschreibt, während er die »Sklavenmoral« (respektive Schuldkultur) als »reaktiv« und moralisch heteronom charakterisiert. Siehe Nietzsche [1887]; vgl. dazu Deleuze 1985. Auch Benedicts japanische Informanten hatten dies, wie Benedict verdienstvollerweise, gegen ihre eigenen Schlussfolgerungen, mitteilt, so empfunden (s. Benedict 2006: 175).

15 Dies deckt sich mit den Formulierungen Freuds zum infantilen Verständnis von Gut und Böse: *»Darum gestatten sie sich regelmäßig, das Böse, das ihnen Annehmlichkeiten verspricht, auszuführen, wenn sie nur sicher sind, daß die Autorität nichts davon erfährt (…), und ihre Angst gilt allein der Entdeckung.«* (Freud [1930a]: 251 f.)

16 Freilich könnte man in diesem für das Schuldgefühl typischen

Bedürfnis des Bekennens bereits ein Indiz dafür sehen, dass gerade die Schuld, und nicht die Scham, »außengeleitete« (das heißt: Abhängigkeit von anderen Personen verratende) Züge aufweist.

17 Eine hübsche Pointe in Meads Beispiel besteht darin, dass gerade der Katholik als Subjekt innengeleiteter Moralität figuriert, während der vermutlich protestantische Geschäftsmann außengeleitet handelt. Dies steht in Kontrast zu der (zum Beispiel von Max Weber [1905] umfassend beleuchteten) Tatsache, dass der Protestantismus – etwa in seinem Verzicht auf bestimmte Sakramente, Feiertage, Rituale, weltlichen Prunk und Ablasshandel – die stärker verinnerlichte Form des Christentums darstellt und also in höherem Maß »schuldkulturell« verfasst ist als der Katholizismus.

18 Alain 1982: 201.

19 S. Wurmser 2010: 25. Das überlieferte Fragment Demokrits lautet: »*Man soll* sich vor den *anderen* Menschen nicht mehr scheuen als vor sich selber und ebenso wenig etwas Böses tun, ob es niemand erfahren wird oder die ganze Menschheit. Vielmehr *soll man* sich vor sich selbst am meisten scheuen, und das *soll* als Gesetz vor der Seele aufgerichtet stehen, nichts zu tun, was ungeschickt ist.« (Diels 1957: 114). – Dieselbe Einsicht findet sich auch bei Max Scheler, der schreibt: »Schon darum ist die Scham *kein* ausschließliches Geschlechtsgefühl, weil sie nicht einmal ein ausschließlich *soziales* Gefühl ist. Es gibt in jedem Betrachter des Wortes Scham eine ebenso ursprüngliche ›Scham vor sich selbst‹ und ein ›Sichschämen vor sich selbst‹ wie eine Scham vor andern.« (Scheler 1957: 78) Richtig erkennt auch Demmerling: »Aber faktisch ist es auch möglich, sich ohne die Anwesenheit anderer Menschen nur vor sich selbst zu schämen.« (Demmerling 2009: 92)

20 S. Benedict 2006: 175; vgl. [1946]: 197: »If everyone followed his true instincts, everyone would be good. As we saw, they regard even Chinese moral precepts as proofs that Chinese need that kind of thing. It proves the inferiority of the Chinese. Japanese, they say, have no need of over-all ethical commandments.« Vgl.

dazu Lotter 2012: 103, Anm. 32: »Ganz ähnlich wandten auch japanische Kulturwissenschaftler gegen Benedict ein, dass es sich mit Scham und Schuld in Japan genau umgekehrt verhalte, als von ihr dargestellt. So wies Sakuta darauf hin, dass Schuldbewusstsein nach dem japanischen Verständnis durch Bestrafung erworben wird, wohingegen eine Person, die Scham im japanischen Sinne kennt, sich selbst beherrscht.«

21 Siehe dazu Sigmund Freuds Studie »Die Verbrecher aus Schuldbewusstsein«, in: Freud [1916d]: 252–254. Vgl. dazu Wurmser 2010: 394.

22 Ich bin meinem Freund, dem Wiener Immunologen und Spezialisten für Ethnomedizin Klaus Spiess, dankbar für die Mitteilung einer entsprechenden Erfahrung aus Papua-Neuguinea. An diesem Fall zeigt sich übrigens ein auffälliger Unterschied zum jungen Trobriander: Der Papua schämte sich nur vor sich selbst, und das fast zu Tode. Der Trobriander hingegen war durch die Diskretion und das »Als-ob« seiner Umgebung geschützt, solange diese nicht durchbrochen wurden. Kultur und gesellschaftliche Umgebung können also einen mildernden, beschützenden Einfluss auf jene Scham ausüben, die jemand vor sich selbst empfindet. Dies bildet den tatsächlichen funktionalen Gegenpol zu der vermeintlich »außengeleiteten« Funktionsweise der Scham: Nicht nur, dass das Urteil der anderen nicht schamauslösend ist; vielmehr kann das »Als-ob«-Nichturteil der anderen sogar vor der Eigenscham schützen. Meinem Freund und Kollegen Georg Gröller (Wien) danke ich für den Hinweis zu dieser Überlegung sowie für ausführliche Diskussionen des Scham-Problems.

23 Malinowski 1932: 77 f.

24 Lotter 2012: 107.

25 Lotter zieht dagegen den umgekehrten Schluss, wenn sie eine innengeleitete Funktionsweise der Scham in Erwägung zieht: »Fälle wie der des Mannes auf der Palme, dessen öffentliche Demütigung die Kriterien einer bloß äußeren Sanktion erfüllt, repräsentieren daher nicht die grundlegenden Merkmale von Schamphänomenen.« (Lotter 2012: 102)

26 Malinowski 1932: 78. Diesen Punkt sieht Lotter (2012: 96)

mit großer Klarheit: »Die Umstände sprechen dagegen, dass ihn moralische Skrupel wegen seines Fehlverhaltens in den Tod getrieben haben könnten. So war es unter den jungen Männern, wie Malinowski berichtet, schon fast eine Art Sport geworden, das Inzesttabu zu ignorieren und sogar mit ihren verbotenen Beziehungen zu prahlen. Zudem werden solche Tabubrüche durch die sozialen Taktregeln erleichtert. Auch die Beziehung des jungen Mannes zu seiner Kusine war in diesem Fall allen schon lange bekannt gewesen, aber Außenstehende hatten, wie üblich, stillschweigend darüber hinweggesehen. Es bedurfte darum der heftigen Aggressionen eines eifersüchtigen Nebenbuhlers, um die Regeln des taktvollen Übersehens zu brechen. Da dessen öffentliche Tiraden es unmöglich machten, den Tabubruch weiterhin zu ignorieren, sah der junge Mann offenbar keinen Ausweg mehr.« Nur ihre Schlussfolgerung darf bezweifelt werden: »Seine letzten Äußerungen, bevor er von einer hohen Palme sprang, lassen erkennen, dass ihn nicht moralische Qualen wegen eigenen Fehlverhaltens, sondern erst die öffentliche Demütigung in den Suizid getrieben hatte.« (Lotter, ebd.) Dieses Ich-Fremde der Scham rührt nicht von deren »außengeleiteter« Natur her, sondern vielmehr von jener Ich-Dystonie, die sich aus innerpsychischer Verurteilung durch einen naiven Beobachter ergibt. Dies wird im Folgenden erläutert.

27 Dieser Witz wird zum Beispiel in Francois Truffauts Film »Baisers volés« (»Geraubte Küsse«, F 1968) erzählt und erörtert.

28 Siehe dazu Creighton 1990; Sahlins 1999. Dieses Paradigma beherrschte am Beginn des 20. Jahrhunderts die Kulturwissenschaften nahezu uneingeschränkt. Auch im Untertitel von Freuds Studie »Totem und Tabu« findet sich ein Widerhall davon (»Einige Übereinstimmungen im Seelenleben der Wilden und der Neurotiker«). Freilich bleibt, wenn man feststellt, dass es gegenüber den schambasierten Stammeskulturen keinen Kulturfortschritt gegeben hat, die Frage offen, ob es so etwas wie Kulturfortschritt denn überhaupt nicht geben kann. Die politische Sklerose der Gegenwart scheint ein schmerzlich hoher Preis zu sein, den Letztere für die Aufgabe des Fortschrittsbegriffes bezahlt.

29 Siehe dazu Mannoni 1985: 14.

30 In diesem Sinn lässt sich Jacques Lacans Formulierung »Les non-dupes errent« (Lacan [1973–74]) verstehen. Diejenigen, die hier ihre Ungetäuschtheit unter Beweis stellen möchten, begeben sich ebendadurch in den Irrtum. Beziehungsweise verharren sie dadurch in jenem Narzissmus, dem sie gerade zu entfliehen versuchten. Denn wenn die symbolische Ordnung in der Übereinkunft der liebevollen Aufrechterhaltung einer durchschauten Illusion besteht, dann ist das Brechen dieser Illusion genauso infantil wie das Getäuschtsein durch sie. Das »non du père« (als eines der Homonyme, aus denen Lacan sein Wortspiel gewann) bleibt dann eben aus, wenn die »non-dupes« sich durch Herausposaunen vermeintlicher Wahrheit bemerkbar machen. Das pädagogische Ziel der »Riten« um den Weihnachtsmann scheint genau darin zu bestehen: den Kindern eine Illusion durchschaubar werden zu lassen und sie dazu anzuleiten, als nunmehr sozusagen erwachsene Geheimnisträger gleichwohl die Illusion nicht zu zerstören.

31 Siehe Mannoni 1985: 14. Entscheidend hier Mannonis Hinweis, dass der Weihnachtsmann ebenso wenig eine infantile Illusion darstellt wie das »magische Denken«: »On a plus ou moins sous-entendu une idée suspecte de développement, par exemple que les hommes d'autrefois croyaient à la magie, que l'ontogenèse reproduirait la phylogenèse, donc que les enfants, etc. Mais rien ne permet de considérer la pensée magique comme enfantine, et les enfants, dans leur ›ignorance‹, pouvant être le support des croyances répudiées des adultes, il faut être plus prudent quand on en parle.«

32 Siehe Mannoni 2006: 19: »Alles scheint darauf ausgerichtet zu sein, diese Illusion zu erzeugen, allerdings bei irgendjemand anderem, so als ob wir mit den Schauspielern unter einer Decke stecken würden.«

33 Zur Theorie des naiven Beobachters siehe Pfaller 2002: 261–317.

34 Siehe Mannoni, ebd.

35 Zu den Begriffen der »symbolischen Ordnung« sowie des »großen Anderen« siehe Evans 1996: 201; 131 ff.

36 Dies scheint mit dem von Lacan hervorgehobenen Umstand zusammenzustimmen, dass die symbolische Ordnung im Dienst des Lustprinzips steht. Siehe dazu Evans 1996: 93; 102; 150.

37 Žižek 1998.

38 Žižek 1998.

39 Žižek 1998.

40 Žižek 1998.

41 Siehe dazu ausführlicher Pfaller 2002: 39 f.

42 Siehe dazu Wurmser 2010. Freilich verortet Wurmser diese innerpsychische Beobachtung im Über-Ich (s. ebd.: 88). In diesem Punkt muss ihm mit Hilfe der Theorie Mannonis widersprochen werden. Die Beobachtungsinstanz der Scham ist kein »allwissender« Beobachter, der sogar die geheimen Wünsche und Triebregungen des Subjekts kennt, sondern vielmehr ein naiver Beobachter, der nur den Augenschein wahrnehmen kann.

43 Siehe dazu zum Beispiel die »Tarts and Vicars«-Filmszene aus »Bridget Jones's Diary« (GB / F / I 2001, R: Sharon Maguire, D: Renée Zellweger, Hugh Grant), siehe https://www.youtube.com/watch?v=4YZy2deJstI (Zugriff: 2022–03–06)

44 Siehe Hilgers 2017: 335.

45 Hierzu zählen die Beispiele der sogenannten »tragischen Schuld« aus der griechischen Antike, die darin besteht, dass die Helden der Tragödie wie zum Beispiel Ödipus »schuldlos schuldig« werden (siehe dazu Benthien 2011: 65–82). Allerdings ist diese »tragische Schuld« wohl charakteristisch für eine Schamkultur. Sie gleicht dem von Benedict geschilderten Beispiel japanischer Schuldirektoren, die sich das Leben nahmen, weil bei einem Brand, für den sie keine Schuld traf, das Bild des Kaisers beschädigt worden war (siehe Benedict [1946]: 136).

46 Siehe Sennett 2001: 143–171.

Zweite Enthüllung:
Das Problem der Scham ist ein Zuviel, nicht ein Zuwenig.

1 Wurmser 2010: 150. Zu den Inhalten des Schamaffekts siehe Wurmser 2010: 40. Vgl. dazu auch ebd.: 254, wo Wurmser »Schwäche, Defekt und Schmutzigkeit« als die »fundamentale Trias« der Schamauslöser bezeichnet.

2 Diesbezüglich existieren in der psychoanalytischen Theorie divergierende, teilweise sogar entgegengesetzte Terminologien: In der Schule von Bela Grunberger wird das Ich-Ideal als tyrannisch begriffen, das Über-Ich hingegen als mildernd (s. Grunberger / Dessuant 2000: 103, 107; Chasseguet-Smirgel 1987: 15); in der lacanianischen Tradition hingegen genau umgekehrt das Ich-Ideal als mildernd, das Über-Ich dagegen als tyrannisch oder »sartorisch« (s. Žižek 2001a: 429; Copjec 1994; Nasio 1995: 105–120).

3 Siehe dazu z. B. Wurmser 2010: 40, wo er die Scham als »Teil der Affekte, die das Über-Ich hervorruft«, begreift.

4 Siehe dazu Wurmser, der die Scham als Spannung bestimmt »zwischen Ich-Ideal (was man sein möchte) und dem Ich (wie man sich wahrnimmt)« (Wurmser 2010: 73). Das, was man sein möchte, wird in der psychoanalytischen Theorie sonst allerdings meist als »Ideal-Ich« bezeichnet; wohingegen das »Ich-Ideal« die beobachtende, richtende Instanz bezeichnet. Bei Wurmser jedenfalls geht es eindeutig um das ideale Bild, dem man entsprechen möchte: »In Scham ist es das *Idealbild,* an dem wir jene Aspekte oder Akte von uns selbst oder unser ganzes Dasein messen« (Wurmser 2010: 150).

5 Zu dieser Formulierung siehe Miller 1996: 125, zitiert nach Wurmser 2010: XII.

6 Siehe Weiss 2008: 866, der feststellt, im Fall der Scham: »[…] sieht sich der Beschämte einem Objekt gegenüber, das in demütigender Absicht auf ihn *herabblickt*« (meine Hervorhebung, R. P.).

7 Wurmser (2010: 232) spricht von »Unzulänglichkeiten im Vergleich mit ihrem Ideal«; vgl. dazu Widmer (2009: 67): »… ohne die Matrix eines Ideals könnte der Affekt der Scham

nicht entstehen«; vgl. Hilgers (2006: 17): »Scham zeigt … eine Spannung zwischen Ich und Ideal an – im Gegensatz zur Schuld, die eine Spannung zwischen Ich und Über-Ich bezeichnet«.

8 Das Verfehlen und dessen Wahrnehmung durch das Über-Ich fallen zusammen, da dem Über-Ich, anders als dem naiven Beobachter, nichts verborgen bleibt.

9 Siehe Hilgers 2017: 327.

10 Creighton 1990: 286.

11 Neckel 2009: 107; vgl. auch ebd., 109: »Schuld entsteht in der Übertretung von Verboten, Scham im Verfehlen eigener Ideale«.

12 Simmel [1901]: 433 (zustimmend zitiert von Wurmser 2010: 60; 76). Simmel und Neckel sprechen zwar von einer »Norm«, ordnen diese aber der »Persönlichkeit« oder dem »eigenen Selbstbild« zu. Damit handelt es sich bei dieser Norm nicht um eine gesellschaftliche Regel, die ungeachtet der Person Geltung besäße, sondern um ein Ideal-Ich.

13 Siehe Köhler 2017: 60.

14 Siehe dazu Freud [1930a]: 251 f.

15 »Summum crede nefas animam praeferre pudori / et propter vitam vivendi perdere causas« (Juvenal 2009: 164 (satura VIII: 83–84); meine Übers., R. P.). In der deutschen Ausgabe (Juvenal 2007: 91) wird »causas« mit »Sinn« wiedergegeben. Der Sinn des Lebens ist aber etwas anderes als die Gründe des lohnenden Lebens. Es geht nicht um Teleologie, sondern um Kausalität. Dieser Unterschied wird uns später nochmals wiederbegegnen in seiner psychoanalytischen Gestalt. Der »Sinn« gehört zum Bereich des sekundären Narzissmus; die »Gründe« zu dem des primären.

16 Siehe Freud [1930a]: 252.

17 Eine Ausnahme bilden hier die merkwürdigen Schuldgefühle, die durch erzwungene Spiele verursacht werden (siehe Pfaller 2002: 269–284). Allerdings kann ihre Wirksamkeit nur mit Hilfe des naiven Beobachters erklärt werden. Dieser ist offenbar imstande, auch einen bestimmten Typ von Schuldgefühlen hervorzurufen. Aber dieses Problem muss einer anderen Diskussion überlassen werden. Auch die von Freud erwähnten Phänomene »unbewusster Schuld« könnten hier als Argument angeführt werden. Auch sie

sind ja besserem Wissen entgegengesetzt. Allerdings sind sie, im Gegensatz zu den ich-dystonen Schamgefühlen, nicht manifest.

18 Siehe Freud [1923b]: 319.

19 Eine der wenigen Kritiken an der Übernahme dieser Konzeption für die Scham sowie an deren Lokalisierung im Über-Ich stammt von Seidler 1997, der die Frage aufwirft, ob das Über-Ich nicht eher einem Schuld- als einem Schamsystem zuzuordnen sei (Seidler 1997: 132).

20 Wurmser 2010: 150. Da wir hier nur den Fragen der Scham nachgehen, müssen wir an dieser Stelle dahingestellt sein lassen, ob denn Wurmsers Bestimmung der Schuld korrekt ist. Fühlen zum Beispiel Menschen, die meinen, ihre Pflicht verletzt zu haben, einer Gefahr nicht mutig genug widerstanden zu haben etc., sich denn nicht oft auch schuldig? So fühlt zum Beispiel die von Charles Bronson gespielte Figur in Sergio Leones Film »Spiel mir das Lied vom Tod« sich in absurder Weise schuldig am Tod des eigenen Bruders, den die Banditen rund um Henry Fonda ihm, dem schwachen Jugendlichen, gefesselt und mit dem Strick um den Hals auf die Schultern gestellt hatten. Ich habe dieses Beispiel ausführlich erörtert in Pfaller 2002: 269–284.

21 Siehe dazu z. B. Anders 1980, Bd. 1: 70 sowie auch Wurmser selbst: »Je nachdem können dieselben Gedanken oder Akte – z. B. Trotz, Rache, Verrat, Wut – entweder zu Schuld oder zu Scham *oder zu beid*em führen.« (Wurmser 2010: 150; meine Hervorhebung, R. P.)

22 Scheler 1957: 83. In demselben Sinn hatte bereits Simmel bemerkt, dass die Scham durch »Divergentes« ausgelöst wird – nämlich durch »leichte Derangierung des Anzuges« ebenso wie durch das »Eingeständnis schwerster moralischer Verfehlung«; durch »Lob und Ruhm« wie auch durch eine »Taktlosigkeit, von einem ganz Fremden in unserer Gegenwart begangen« (Simmel [1901]: 431).

23 Darin bestünde das paradoxe Gemeinsame von Schwäche und Stärke. Diesen der Schwäche (wie der Stärke) anhaftenden Überschuss bildet, wie wir in der Folge zeigen wollen, mit Jacques Lacan formuliert, ein als inzestuös empfundenes Genießen

(»jouissance«), wie es etwa dem Freud'schen »Urvater« zukommt. In Bezug auf die Schwäche weiß die vulgäre Alltagssprache davon – etwa, wenn sie vermeintliche Schwächlinge als »motherfuckers« bezeichnet.

24 Siehe dazu Bachelard: »... die geistige Tätigkeit (kehrt sich) gegen sich und blockiert sich selbst. Ein Erkenntnishindernis nistet sich auf der nicht in Frage gestellten Erkenntnis ein.« (Bachelard 1978: 48)

25 Wurmsers Formulierung von der Scham als Gefühl des »Liebesunwerts« (Wurmser 1975: 161) legt, wörtlich genommen, eigentlich diese Überflüssigkeit nahe. Die Vorsilbe »Un-« bezeichnet in der Psychoanalyse, zum Beispiel beim »Unheimlichen« immer etwas, für das es keinen legitimen Platz gibt.

26 Siehe dazu Engels [1885]: 21–23; Althusser 2015b: 369–381.

27 Zum Begriff der »Geschlossenheit« bzw. »Schließung« (»clôture«) siehe Bachelard 1951: 86; Althusser 2015a: 79. Vgl. auch Pfaller 1997: 69–73.

28 Vgl. dazu Bachelard: »Grundloser Optimismus ist insbesondere die Ansicht, Wissen diene automatisch dem Wissen, die Bildung werde umso leichter, je umfassender sie sei, der Verstand schließlich ... lasse sich wie materieller Reichtum kapitalisieren.« (Bachelard 1978: 49)

29 Siehe Anders 1980, Bd. 1: 69.

30 Auch Wurmser kommt diesem Gedanken nahe, wenn er formuliert: »Es ist demnach eine Frage des *Gesichtspunkts, von dem aus man urteilt*, nicht dessen, worüber man urteilt, das bestimmt, ob man Scham oder Schuld empfinde.« (Wurmser 2010: 150; meine Hervorhebung, R. P.)

31 Anders 1980, Bd. 1: 69.

32 Anders 1980, Bd. 1: 66; 72.

33 Siehe Anders 1980, Bd. 1: 73. Hier hätte man vielleicht einen Schritt weitergehen und noch einen dritten Pol veranschlagen können. Die Formel »*Ich* identifiziere *mich* mit *x*« ist ja eine dreigliedrige.

34 Anders 1980, Bd. 1: 72. An diesem Punkt entfernt Anders sich gar nicht, wie er meint, von der Psychoanalyse, sondern folgt

im Gegenteil möglicherweise zu sehr einem psychoanalytischen Klischee vom »Es«. So verortet er die sexuelle ontische Mitgift dort. Man hätte aber vielleicht auch das Ich als ein sexuell belastetes beschreiben können. Dann wäre die Blickrichtung auch der Geschlechtsscham die umgekehrte: Das Es würde sich eines Ich schämen, das sich mit der Sexualität eine ganze Menge, und nach Ansicht des Es: zu viel, »herausgenommen« hat.

35 Anders 1980, Bd. 1: 72.

36 Anders 1980, Bd. 1: 73.

37 Siehe Anders 1980, Bd. 1: 73.

38 Siehe Anders 1980, Bd. 1: 74.

39 Anders 1980, Bd. 1: 74.

40 Anders 1980, Bd. 1: 75.

41 Anders 1980, Bd. 1: 75.

42 Anders 1980, Bd. 1: 75. – Wenn dies der Prototyp der moralischen Scham ist, dann stellt sich die Frage, ob die zuvor von Anders erwogene Variante der Geschlechtsscham, in der das Ich sich des Es zu schämen schien, nicht vielleicht begrifflich anders konzipiert werden müsste; ob also nicht auch sie in Wirklichkeit eine Form von Schämen des Es über das Ich darstellt.

43 In Begriffen Jacques Lacans kann man sagen: Es geht nicht um ein Ideal, also um eine Bildung des *Imaginären*, sondern um den nüchternen Platz in einer *symbolischen Ordnung*. Lacans Formel der Scham lautet – in Lacans eigenwilliger Semiologie, auf die wir hier nicht eingehen möchten – dementsprechend: Die Scham tritt auf, wenn das Subjekt den Fall seines Signifikanten überlebt (siehe Lacan [1969–70]: 209). Ich bin Alenka Zupančič, Ljubljana, dankbar für Korrespondenz zu dieser Frage.

44 In der Folge schlägt Anders freilich einen anderen Erklärungsweg ein. Er macht aus dieser von ihm entdeckten Partei des »Es«, die sich des Ich schämt, keine Beobachtungsinstanz im strengen Sinn. Das, was sich für das Ich schämt, und jenes, wovon das Ich beobachtet wird, sind seiner Auffassung nach nicht identisch. Denn seiner Auffassung nach schämt sich das Es *FÜR* das Ich; aber es schämt sich dafür *VOR* etwas dem Ich Überlegenem (wie den perfekten Geräten). – Nun muss man aber der Seite, die sich

für das Ich schämt, konsequenter Weise auch Beobachtung und Urteilsvermögen zuschreiben. Und überdies ist das, *wovor* es sich schämt, das Erzeugnis einer *Projektion*. Denn die Scham entsteht als Gefühl, »vor aller Welt« blöd dazustehen – auch wenn von dieser Welt in Wirklichkeit gar niemand gerade zuschaut. Ist eine größere Zahl von Personen anwesend, so begünstigt dies freilich das Gefühl, alle Welt sähe zu. Aber es bestätigt oder »verifiziert« dieses Gefühl darum nicht. Anders hat recht, wenn er schreibt: »Die Welt ist nicht augenlos« (Anders 1980, Bd. 1: 73). Aber dieser gefühlte Augenbesitz der Welt ist ein Widerschein jener innerpsychischen Instanz, die sich für das Ich schämt.

45 Zu dieser Formulierung siehe Huizinga [1938]: 25.

46 Zu diesen Phänomenen und ihrer Struktur siehe Pfaller 2002.

47 Siehe dazu Pfaller 2017: 193–201; 2019a.

48 Ich bin Karl Stockreiter, Wien, dankbar für eine Reihe von Gesprächen und Korrespondenzen zu diesem komplexen und hochgradig spekulativen psychoanalytischen Thema. Vgl. dazu Stockreiters Beiträge zum Blog der Forschungsgruppen des Wiener Arbeitskreises für Psychoanalyse https://ubw-forschung.blogspot.com/?zx=4da9e6eb30d6d6d0. (Zugriff: 2022–02–09)

49 Siehe dazu Mannoni 2006: 20: »Es ist fast so, als ob wir die zu täuschende Person mit uns führen – das Kind, das die Eltern dazu bringen an die Existenz des Weihnachtsmanns zu glauben, den Bauern im Theater [...] usw.«

50 Freilich hat Sigmund Freud, auch zu seiner eigenen Überraschung, im Aufsatz über den Humor dem Über-Ich einen milden, liebevoll lächelnden Blick auf das Ich zugeschrieben (siehe Freud [1927d]: 279). Allerdings wäre zu prüfen, ob Freuds Humor-Theorie nicht kohärenter formuliert werden könnte, indem man sie als Verhältnis zwischen Ich und Unter-Ich aufbaut. Siehe dazu Pfaller 2017: 199–201.

51 Siehe dazu Freud [1912–13]: 373 ff.

52 Dem Unter-Ich entspricht darum das ebenfalls auf »objektive« Tatbestände achtende Feld der Magie, von dem James George Frazer mit Recht bemerkte, es habe mit der Wissenschaft mehr gemeinsam als die Religion. Denn auch in der Magie, so Frazer,

werde erwartet, dass gleiche Ursachen immer gleiche Wirkungen nach sich ziehen (siehe Frazer 1989: 70).

53 Siehe dazu Fink 1997: 175 ff. Dass das Unter-Ich (der naive Beobachter) sich im Status der Alienation, nicht aber der Separation befindet, lässt sich auch an Mannonis Beispiel vom »niesenden Toten« gut ablesen: Der naive Beobachter vertraut naiv dem Augenschein, dass die gespielte Figur tot wäre. Andererseits aber ist ihm klar, dass Tote nicht niesen können. Das »nicht naive« Bewusstsein dieser Unmöglichkeit macht den naiven Beobachter allererst der Empfindung des Unheimlichen fähig. Auf diese Empfindung stützt sich die Erheiterung des gänzlich nicht naiven Publikums, die sozusagen »par ricochet« stattfindet.

54 Wir finden die Scham also, wie bereits Wurmser bemerkte, in mehreren Gestalten vor, und zwar sogar in einander entgegengesetzten: *Das Schamsignal ist das, was vor dem Ausbruch der Scham schützt.* (Und gerade diese vor dem Schamaffekt schützende Gestalt der Scham identifiziert Wurmser hellsichtig mit dem Homerischen »aidos«; siehe Wurmser 2010: XI; sowie 74–77; vgl. dazu auch Tisseron 2013: 793.) Dieselbe antithetische Struktur der verschiedenen Schamgestalten bemerkt auch Lacan, der die Existenzscham als *Scham darüber* beschreibt, *nicht vor Scham gestorben zu sein* (siehe Lacan [1969–70]: 209–223).

55 Ich bin Karl Stockreiter, Wien, dankbar für äußerst erhellende Gespräche zu diesem Punkt.

56 »Aussi l'éthique démocritéenne exige-t-elle que l'on puisse éprouver la honte de nos mauvaises actions et elle commande de faire en sorte que l'on éprouve le respect de soi même (heauton aidesthai). La loi à laquelle nous devons nous soumettre doit en ce sens être instituée en notre âme.« (Morel 2000: 55)

57 Zu dieser Übersetzung sowie einem Kommentar siehe Mayer 2011: 39.

58 https://www.projekt-gutenberg.org/homer/ilias21/chap005.html (Zugriff: 2022–02–03)

59 Wie Stephan Marks gut erklärt, haben die strengen militärischen Disziplinierungen heute vor allem die gegenteilige Funktion, nämlich Menschen zu brechen und zu beschämen, so dass sie

bereit werden, Aggression gegen andere auszuüben, um damit die Scham weitergeben zu können. Siehe https://www.youtube.com/watch?v=eyGFPUfVIYM; Min. 38:00 (Zugriff: 2022–02–09)

60 »Master and Commander: The Far Side of the World«. USA 2003, R: Peter Weir, D: Russell Crowe, Paul Bettany. »Die sieben Samurai« (»Shichinin no samurai«). J 1954, R: Akira Kurosawa. »Der eiskalte Engel« (»Le Samourai«). F / I 1967, R: Jean-Pierre Melville.

61 Quintilian, Institutio oratoria, 8. Buch, III. Kapitel, 2: »… nec fortibus modo sed etiam fulgentibus armis proeliatur.« Siehe http://www.thelatinlibrary.com/quintilian/quintilian.institutio8.shtml#3 (Zugriff: 2019–12–28). Für die deutsche Übersetzung folge ich hier dem Vorschlag von Lange (Lange 1968: 56 ff.). Vgl. dazu Pfaller 2020.

62 Alain 1982: 202.

63 Ich bin Sabine Fellner, Wien, dankbar für die Erzählung dieser Geschichte.

64 Siehe Greenblatt 1995: 36.

65 Siehe Freud [1912–13]: 353.

66 Siehe Berman 2009: 102–107. Das »masochistische Zurschaustellen von Erniedrigung und das Provozieren von Demütigung (Externalisierung)« beschreibt auch Wurmser als eine der typischen »Abwehrbemühungen« gegen die Scham (siehe Wurmser 2010: 40). Solches Verhalten sollte also nicht als Ausdruck von Schamlosigkeit missverstanden werden, sondern im Gegenteil gerade als Effekt quälender Scham.

67 Siehe dazu Kant ([1788]: 140): »Setzet, daß jemand von seiner wollüstigen Neigung vorgibt, sie sei, wenn ihm der beliebte Gegenstand und die Gelegenheit dazu vorkämen, ganz unwiderstehlich: ob, wenn ein Galgen vor dem Hause, da er diese Gelegenheit trifft, aufgerichtet wäre, um ihn sogleich nach genossener Wollust daran zu knüpfen, er alsdenn nicht seine Neigung bezwingen würde.«

68 Siehe Wurmser 2010: 72–77.

69 Siehe Wurmser 2010: 72 f.

70 Siehe Wurmser 2010: 75.

71 Wurmser 2010: 75.

72 Siehe Freud [1905d]: 85 f.

73 Würde man die Seinsscham als Reaktionsbildung beschreiben wollen, so wäre die Frage, welchem Trieb sie denn reagierend entgegensteht. Dem Selbsterhaltungstrieb? – Was offenkundig unsinnig ist.

74 Siehe Freud [1905d]: 86; Laplanche / Pontalis 1973: 422.

75 Karl Stockreiter hat dies wie folgt präzisiert: »Das Unterich entsteht [...] nach der symbolischen Kastration nach dem Prinzip der Nachträglichkeit aus dem »Archiv des Es«; genauer: aus einer im Es aufgehobenen Ich-Position, in der das Ich das von der Mutter begehrte Objekt *(Objekt a)* darstellte.« https://ubw-forschung.blogspot.com/2022/01/10-thesen-zu-unterich-scham-und-die.html (Zugriff: 2022–02–14)

76 Die Beziehung zwischen der großen Idee und ihren »Rekruten« bezeichnet Althusser in seiner Ideologietheorie als Verhältnis zwischen »SUBJEKT« und »Subjekten«. Siehe Althusser 1977: 140–149.

77 Dass es einst auch einen »sehenden«, aufgeklärten und freudigen Fanatismus gab, nämlich den revolutionären »Enthusiasmus«, der zum Beispiel von David Hume als »hope« und »pride« beschrieben wurde, ist heute in Vergessenheit geraten. Verdienstvollerweise hat Alberto Toscano daran erinnert (Toscano 2017: XXII).

78 Freilich darf man bei dieser Wortwahl nicht ganz übersehen, inwiefern das Ich für das Unter-Ich ein solches »Ideal« darstellt: nämlich genau insofern, als es seine im primären Narzissmus gegebene »Selbst-Idealität« überwunden hat. Ein »Ideal« ist es für das Unter-Ich genau deshalb, weil es eben aufgehört hat, sein eigenes Ideal zu sein (siehe dazu Freud [1914c]: 61).

79 Karl Stockreiter ordnet dementsprechend das Unter-Ich und sein Produkt, den Stolz, dem Ausgang aus dem *primären Narzissmus*, das Über-Ich und die von ihm vermittelte Selbstachtung dagegen dem *sekundären Narzissmus* als dessen Produkt zu. https://ubw-forschung.blogspot.com/2022/01/10-thesen-zu-unterich-scham-und-die.html (Zugriff: 2022–02–09)

80 Freud [1921c]: 122.

81 Die Schamaffekte müssten somit in mindestens zwei Gruppen eingeteilt werden: jene, die sich als Reaktionsbildungen erklären lassen, und solche, die als Ergebnis einer Regression begriffen werden müssen. Ich bin Georg Gröller, Wien, dankbar für die präzisierende Diskussion zu diesem Punkt.

82 Siehe Spinoza 1990: 320. Wurmser dagegen bezeichnet die Entsprechung zu einem vom Über-Ich geforderten Ideal als »Stolz«. Weil er dafür keinen zweiten Begriff besitzt (wie Spinozas »Selbstzufriedenheit«), konzipiert er die Scham als das Fehlen dieses »Stolzes« – und mithin als Defizit gegenüber einem Ideal (siehe Wurmser 2010: 76).

83 Spinoza 1976: 235. Vgl. dazu Alain 1982: 142; 163.

84 Scham- und Schuldkultur verhalten sich also zueinander so wie Ethik und Moral (siehe dazu Deleuze 1988: 27–41). Weil die Scham keinen Idealen hinterherläuft, scheint Spinozas Ethik ohne jegliche »deontologische« Dimension, also ohne jegliches »Sollen«, auszukommen. Slavoj Žižek hat dieses Paradoxon vor kurzem pointiert hervorgehoben (s. Žižek 2016: 19 f.). Dennoch sanktioniert Spinoza nicht einfach das, was ist. Der Unterschied zwischen größerer und geringerer Vollkommenheit ist nach seiner Auffassung eine Frage der »dynamischen Autonomie«: Wirkungen hervorzubringen, die alleine aus der Notwendigkeit der eigenen Natur folgen, ist glückbringender, als solche zu produzieren, die nicht alleine aus der Notwendigkeit der eigenen Natur folgen.

85 Vgl. Spinoza 1976: 295.

86 Wurmser sieht dieses Motiv, das er »Würde« nennt, durchaus (siehe Wurmser 2010: 51). Aber er scheint nicht zu bemerken, wie schlecht es sich in seine Theorie der Scham als »Reaktionsbildung« integrieren lässt.

87 Nur auf dieser Ebene des Unter-Ich findet tatsächlich jene Transformation des Ethischen ins Ästhetische statt, die Immanuel Kant in seiner ungewohnten Funktion als Liebesratgeber fälschlich »oben«, auf der Ebene von Über-Ich und Pflicht, veranschlagte, als er einer Dame riet, zu versuchen, durch besonders

pflichtgemäßes Verhalten die Liebe eines Mannes zu gewinnen. Was bekanntlich den Spott Walter Benjamins hervorrief (siehe Benjamin 1980a).

88 Siehe Ludwig Marcuse 1972: 61 f.

89 Vgl. dazu Schelers treffende Formulierung vom »Überlaufenwerden« durch die Scham (s. Scheler 1957: 81).

90 Siehe Wurmser 2010: 45, wo er die »Scham über die Entblößung der eigenen Geschlechtsorgane« als »Musterbeispiel (Paradigma)« bezeichnet.

91 Siehe Scheler 1957: 76.

92 Diesen die Methode betreffenden Punkt sieht Scheler klar: Die Tatsache, dass beim Wort »Scham«, ähnlich wie z. B. beim Wort »Liebe« eine »Doppelbedeutung« bestehe, insofern damit einerseits Psychisches bezeichnet wird, wovon Geschlechtliches nur den Spezialfall darstelle, andererseits aber das Letztere damit auch ganz allein bezeichnet werden könne, darf »doch nicht zu […] der Annahme [verführen], daß die Urphänomene, die wir mit diesen Worten bezeichnen, selbst ausschließlich Tatsachen des geschlechtlich-erotischen Lebens seien, und daß erst eine assoziative Verknüpfung […] eine mehr oder weniger bloß analoge Übertragung der betreffenden Worte auf außergeschlechtliche Erlebnisse veranlaßt habe.« (Scheler 1957: 77)

93 Wurmser erkennt mit Recht, dass zur Scham nicht nur die Sehnsucht zu verschwinden gehört, sondern auch die Forderung, durch Verbergen zu büßen (»Ich will dich nicht mehr sehen«). Siehe Wurmser 2010: 80. – Auch in dieser Hinsicht zeigt sich erneut ein deutlicher Unterschied zum Über-Ich. Dieses beanstandet alles Mögliche am Ich. Aber es will darum doch niemals aufhören, das Ich zu sehen.

94 Dickens, David Copperfield, zit. nach Wurmser 2010: 24.

95 Siehe Freud [1919h]: 244: »[…] ›das Unheimliche sei jene Art des Schreckhaften, welche auf das Altbekannte, Längstvertraute zurückgeht.‹«

96 Siehe dazu Evans 1997: 128 f.; Nasio 1999: 62. Das Objekt der symbolischen Kastration ist der imaginäre Phallus. Wie Evans zeigt, verunmöglicht dieser Vorgang es dem Kind (gleich welchen

Geschlechts), sich mit dem imaginären Phallus der Mutter zu identifizieren (Evans, ebd.: 129).

97 Siehe Freud [1912–12]: 373: »Das Spiegelbild der Innenwelt muß im animistischen Zeitalter jenes andere Weltbild, das wir zu erkennen glauben, unsichtbar machen.«

98 Freud [1919h]: 271.

99 Siehe Lacan [1962–63]: 156.

100 Siehe Lacan [1962–63]: 53: »[...] que le manque vient à manquer«.

101 Zur Unterscheidung zwischen Furcht und Angst siehe Freud [1926d]: 75; vgl. Lacan [1956–57]: 26.

102 Freilich spielt gerade bei der Furcht die Einbildung eine wichtigere Rolle als die Tatsachen. So wird jemand, der mutig ist, sich weniger fürchten als jemand, der zur Furchtsamkeit neigt. Aber beide werden sich zum Beispiel vor einem Gegner weniger fürchten als vor vieren.

103 Evans erkennt diesen Unterschied genau: »[...] whereas Freud posits that one of the causes of anxiety is separation from the mother, Lacan argues that it is precisely a lack of such separation which induces anxiety.« (Evans 1997: 10)

104 Wurmser 2010: 66.

105 Wurmser 2010: 232.

106 Freud [1914c]: 61.

107 Zu Lacans Begriff des Genießens (jouissance) siehe Evans 1996: 93 f.

108 Zum imaginären Phallus als Gegenstand der symbolischen Kastration siehe Nasio 1999: 28.

109 Siehe Freud [1940c]: 47. Vgl. dazu Vandermersch 2009: »Si la pudeur, par le rougissement, révèle *que le corps est métaphore du phallus* [...]« (meine Hervorhebung, R. P.).

110 Dies besagt Lacans Kurzformel »le père ou pire«: entweder symbolische Kastration oder aber schlimmer: deren Verlust.

111 Vgl. dazu die Bemerkungen zum Fall eines Perversen bei Fink 1997: 182 f.

112 Auch ein Zitat Nietzsches, das Wurmser verdienstvollerweise anführt, ohne aber seinen Wert für die Theorie zu nutzen, belegt

dies: »Man schämte sich der Milde, wie man sich heute der Härte schämt« (Nietzsche [1887]: 301; siehe Wurmser 2010: 41).

113 Spinoza schreibt: »Obgleich der Kleinmut dem Hochmut entgegengesetzt ist, so steht der Kleinmütige doch dem Hochmütigen am nächsten. Denn da seine Trauer daraus entspringt, daß er seine Ohnmacht nach der Kraft oder Tugend anderer beurteilt, so wird es folglich seine Trauer lindern, das heißt er wird sich freuen, wenn sein Vorstellungsvermögen sich mit der Betrachtung fremder Fehler beschäftigt – woher das Sprichwort entstanden ist: Trost den Elenden ist's, Genossen im Unglück zu haben [...]« (Spinoza 1976: 237). Dieser Gedanke scheint auch Wurmsers treffender Idee von der Maske der Scham zugrunde zu liegen. Die Scham maskiert sich, Wurmser zufolge, oft auch als Hochmut und Grausamkeit gegen andere – etwa, wenn die Beschämten versuchen, durch Beschämung anderer ihr beschädigtes Selbstwertgefühl wieder zu reparieren (siehe Wurmser 2010: 40).

114 Als besonders bezeichnendes Beispiel hierfür erscheint die oft zu beobachtende Schwierigkeit von Tischtennisspielern, in einem Match bei eigentlich komfortabler Führung den letzten, entscheidenden Punkt zu machen. Legendär dazu das Spiel des hochtalentierten, »the silent assassin« genannten Spielers Lin Gaoyuan gegen den Routinier Timo Boll im Viertelfinale des Liebherr Men's World Cup 2017 in Liège: bei 10:4-Satzführung und insgesamt 7 Matchbällen im Entscheidungssatz gelang es Lin Gaoyuan nicht, die Partie für sich zu entscheiden. Siehe dazu (sowie zu ähnlichen Fällen) https://www.ittf.com/2017/10/21/quarter-final-desolation-lingaoyuan-defeat-snatched-jaws-victory/ sowie https://www.youtube.com/watch?v=JzDVcvh4TSg (ab min. 6:17). Zugriffe: 2022–02–20. Psychoanalytisch gelesen bedeutet dies: Die vorherigen Punkte des Spiels galten dem Spieler als mögliche, »kastrierte« Punkte. Der letzte Punkt aber war nicht einer unter anderen. Er erschien »unkastriert«, als drohendes »Genießen«, und wurde dadurch unmöglich. Vgl. dazu Finks Beschreibung des analogen Problems bei einem perversen Patienten mit einem »button fetish«: »he comes to abhor buttons (the kind used on clothing) when they occur singly, but is turned

on by many buttons of the same kind in a row – the more the better« (Fink 1997: 183).

115 Siehe dazu Freud [1905d]: 103 f.

116 Siehe dazu z. B. Freuds Bemerkung, »daß das Unheimliche das Heimliche-Heimische ist, das eine Verdrängung erfahren hat und aus ihr wiedergekehrt ist.« (Freud [1919h]: 268) Im Gegensatz zu der tatsächlich beobachtbaren prägenitalen Lust der Partialtriebe ist jene des primären Narzissmus ein Produkt der Nachträglichkeit. Diese Lust ist nie da gewesen. Sie erscheint nur im Nachhinein als verloren.

117 Freud [1919h]: 272.

118 Freud [1919h]: 268.

119 Ein zweiter von Freud beobachteter Unterschied in der ästhetischen Empfindung betrifft das Unheimliche der Fiktion einerseits und jenes des Erlebens andererseits. Widerfährt einem etwas Unheimliches im wirklichen Leben, ist es schwierig, dies als lustvoll zu empfinden – zumindest, solange man keine rationale Erklärung finden kann. Das Unheimliche der Fiktion hingegen kann bequem beobachtet werden, da es ja nicht einem selbst, sondern den Protagonisten widerfährt – und dies oft im Gegensatz zu anderen Protagonisten, die die rationale Erklärung des unheimlich Scheinenden kennen. In diesem Fall kippt das Unheimliche ins Komische; ein Umstand, der auch von Freud mehrfach bemerkt wird (siehe Freud [1919h]: 260; 269; 274). Dies legt die Formel nahe: »Das Unheimliche der einen ist das Komische der anderen.« (Siehe dazu Pfaller 2008: 251–272)

120 Zu diesen Motiven siehe Freud [1919h]: 270.

121 Scheler 1957: 84; vgl. dazu Greiner 2014: 87.

Anhang: Zur Ontologie des Obszönen und zu einer Politik der Scham

1 Siehe dazu z. B. https://www.thefemalecompany.com/magazin/ende-perioden-scham/ (Zugriff: 2022–03–14).

2 Marcuse 1984.

3 Siehe Ludwig Marcuse: *Obszön. Geschichte einer Entrüstung.* Zürich: Diogenes, 1984: 16.

4 Sigmund Freud: [1919h] Das Unheimliche, in: ders., Studienausg. Bd. IV, Frankfurt / M.: Fischer, 1989: 241–274.

5 Das Unheimliche ist wie das Obszöne eine Form von Genießen [jouissance], welches durch den Eintritt ins Realitätsprinzip – d. h. in eine vernünftige, sprachlich strukturierte Welt aus Objekten und Plätzen – unmöglich geworden ist. Insofern sind beide etwas, »was im Verborgenen hätte bleiben sollen und hervorgetreten ist«, nach der von Freud zitierten Definition Schellings (siehe Freud [1919h]: 264). Was Angst, Abscheu, Ekel, Neid, Empörung etc. hervorruft, ist immer solches Genießen – beziehungsweise das, was dafür gehalten wird. (Wenn es uns ärgert, dass sich der andere hinter dem Ohr kratzt oder auf dem Zahnstocher kaut, dann deshalb, weil wir hinter diesen ungehörigen Gesten ein »unkastriertes« Genießen vermuten.)

6 Hier liegt der gravierendste Unterschied zwischen den beiden Konzeptionen: Marcuse vermutet den Gegenstand, auf den die Bezeichnung »obszön« zielt, in der (durch religiöse und philosophische Metaphysik abgewerteten) menschlichen Sinnlichkeit (siehe Marcuse 1984: 347). Freud hingegen sieht im »Obszönen« etwas Übersinnliches, Unmögliches, Imaginäres am Werk: das Genießen (das für einen selbst unerträglich wäre und darum meistens den anderen unterstellt wird). Freuds Konzeption ist diesbezüglich radikal »anti-sensualistisch«. Sie befindet sich in Übereinstimmung mit der Lehre des Epiktet: »Nicht die Dinge selbst beunruhigen die Menschen, sondern ihre Meinungen und Urteile über die Dinge.« (Epiktet: Handbüchlein der Moral. Griechisch / Deutsch. Übers. u. hgg. v. Kurt Steinmann, Stuttgart: Reclam, 2004: 11). Große Erregung und Empörung entsteht nicht auf dem Weg der Sinnlichkeit, sondern auf dem der Imagination – d. h. durch die Art, wie mit Hilfe von »Herrensignifikanten« der sinnlichen Empfindung eine spezifische Interpretation verpasst wird.
Diese paradoxe Erkenntnis steht auf dem Spiel, wenn in einer neueren, sich als materialistisch gerierenden Ästhetik der klas-

sischen Philosophie (z. B. Immanuel Kants) vorgeworfen wird, sie hätte die ästhetische Erfahrung zu Unrecht von der sinnlichen Erfahrung abgekoppelt. (Siehe dazu z. B. Jacques Rancière: Thinking between Disciplines: An Aesthetics of Knowledge, Parrhesia, 1 (2006): 1–12; vgl. dazu Ana Texeira Pinto: Kant in Qatar, in: The Missing Denominator. Universalism and Progressive Politics, ed. by Jan Sowa. Warszawa: Biennale Warszawa / EUNIC Cluster Warsaw, 2019: 17–24; hier: 18.)

7 Siehe Günter Anders: Die Antiquiertheit des Menschen. Bd. 1: Über die Seele im Zeitalter der zweiten industriellen Revolution, 7. Aufl. München: Beck, 1988: 29.

8 Siehe Nachtwey 2016.

9 Siehe dazu https://www.faz.net/aktuell/wirtschaft/arm-und-reich/oxfam-reichste-verdoppeln-ihrvermoegen-17734358.html (Zugriff: 2022–03–13).

10 Eine ironische Auseinandersetzung mit diesem Paradigma, die wie alle Ironie ihrem Gegenstand gleichwohl doch recht stark verhaftet bleibt, liefert Passmann 2019.

11 Dynamische Idealität ist eine Errungenschaft des sekundären Narzissmus. Freuds Beschreibung dazu lautet: »Was er als sein Ideal vor sich hin projiziert, ist der Ersatz für den verlorenen [primären] Narzißmus seiner Kindheit, in der er sein eigenes Ideal war.« (Freud [1914c: 61)

12 Siehe Sennett 2001: 18: »Die westlichen Gesellschaften befinden sich auf dem Weg von in gewissem Sinn außen-geleiteten zu innen-geleiteten Verhältnissen – bloß, daß inmitten von Selbstversunkenheit keiner mehr sagen kann, was ›innen‹ ist.« Siehe auch Ehrenberg [1998] sowie 2010.

13 Zum Begriff des »Diebstahls des Genießens« siehe Žižek 1993: 203.

14 Siehe dazu Matthias Dusini: *Das Schweigen über Adolf Loos: Bitte mehr Denkmalsturz!* In: Falter Nr. 37 / 20, S. 5.

15 Siehe dazu den sorgfältigen, kritischen Artikel von Klaus Taschwer, in: Der Standard, 19. 1. 2022 (https://www.derstandard.at/story/2000132657725/erwin-schroedinger-missbrauchstaeter-undoder-rufmordopfer; Zugriff: 2022–03–13)

16 Zur Paranoia als der für die westliche Gegenwartskultur typischen Form von Subjektbildung siehe Pfaller 2011: 133–147. Zur paranoischen Einbildung vom »Nullsummenspiel« siehe Pfaller 2020: 28–31.

17 Zu diesem soziologischen Begriff siehe Campbell / Manning 2014; vgl. dazu Pfaller 2017: 112–137.

18 Dies kann man auch als »Haustieridentifizierung« postmoderner Subjekte beschreiben. Siehe dazu Pfaller 2017: 136.

19 Kipnis schreibt: »When I was in college, hooking up with professors was more or less part of the curriculum. Admittedly, I went to an art school, and mine was the lucky generation that came of age in that too-brief interregnum after the sexual revolution and before AIDS turned sex into a crime scene replete with perpetrators and victims–back when sex, even when not so great or when people got their feelings hurt, fell under the category of life experience. It's not that I didn't make my share of mistakes, or act stupidly and inchoately, but it was embarrassing, not traumatizing.« (Kipnis 2015: 2)

20 Siehe Illouz 2012: 538 f.

21 Ich bin Beate Hofstadler, Wien, dankbar für diese Beobachtung und ihre Diskussion.

22 Freud [1895d]: 311–312.

23 Wurmsers Analyse der Schamlosigkeit und der ihr korrespondierenden Abwehr der Ideale, die sich auf die Generation der sogenannten sexuellen Befreiung in den 1960er und 70er Jahren bezog, beinhaltet viele wertvolle Beobachtungen und Strukturanalysen, die – wenn man von den hier in der zweiten Enthüllung kritisierten Vorannahmen absieht – auch für die gegenwärtige Kultur eigentümlich zutreffend erscheinen (siehe Wurmser 2010: 389–398).

24 Siehe dazu Ullrich 2003.

25 Siehe Freud [1930a]: 243.

26 Zum Begriff der Schiefheilung siehe Freud [1921c]: 132.

27 Freud [1921c]: 132.

Bibliographie

Alain

1982 Die Pflicht glücklich zu sein (Propos sur le bonheur), Frankfurt: Suhrkamp

Althusser, Louis

1977 Ideologie und ideologische Staatsapparate, Hamburg, Westberlin: VSA

2015a Vom *Kapital* zur Philosophie von Marx, in: Louis Althusser / Etienne Balibar / Roger Establet / Pierre Macherey / Jacques Rancière: Das Kapital lesen. Vollständige und ergänzte Ausgabe mit Retraktationen zum *Kapital,* Münster: Westfälisches Dampfboot, 2015: 19–103

2015b Das Objekt des *Kapital,* in: Louis Althusser / Etienne Balibar / Roger Establet / Pierre Macherey / Jacques Rancière: Das Kapital lesen. Vollständige und ergänzte Ausgabe mit Retraktationen zum *Kapital,* Münster: Westfälisches Dampfboot, 2015: 263–440

Anders, Günther

1988 Die Antiquiertheit des Menschen. 2 Bde., 4. Aufl. München: Beck

Arnold, Carrie

2011 What's Photoshop Got to Do With It? In: Psychology Today, June 29, 2011, https://www.psychologytoday.com/intl/blog/body-evidence/201106/whats-photoshop-got-do-it (Zugriff: 2022–03–06)

Assmann, Jan

2013 Schuld, Zeit und Gewissen, in: Steiner, Beate / Bahrke, Ulrich (Hg.): Der »innere Richter« im Einzelnen und in der Kultur.

Klinische, soziokulturelle und literaturwissenschaftliche Perspektiven. Léon Wurmser zum 80. Geburtstag, Gießen: Psychosozial-Verlag, 2013: 31–48

Bachelard, Gaston

1978 Die Bildung des wissenschaftlichen Geistes. Frankfurt / M.: Suhrkamp

Baer, Udo / Frick-Baer, Gabriele

2008 Vom Schämen und Beschämtwerden. Weinheim, Basel: Beltz

Basad, Judith Sevinç

2021 Schäm dich! Wie Ideologinnen und Ideologen bestimmen, was gut und böse ist. 2. Aufl. Frankfurt / Main: Westend

Bauks, Michaela / Meyer, Martin F. (Hg.)

2011 Zur Kulturgeschichte der Scham. Hamburg: Meiner

Becker, Matthias Martin

2017 Automatisierung und Ausbeutung. Was wird aus der Arbeit im digitalen Kapitalismus? Wien: Promedia

Benedict, Ruth

[1946] The Chrysanthemum and the Sword: Patterns of Japanese Culture, Boston, MA: Houghton-Mifflin Trade and Reference, 1989

2006 Chrysantheme und Schwert. Formen der japanischen Kultur. Frankfurt / M.: Suhrkamp

Benjamin, Walter

1980a Kant als Liebesratgeber, in: id., *Gesammelte Schriften*, Frankfurt / M.: Suhrkamp, 1980, Bd. IV.1,2 (wa 11): 811–815

Benthien, Claudia

2011 Tribunal der Blicke: Kulturtheorien von Scham und Schuld und die Tragödie um 1800. Köln et al.: Böhlau

Berger, Peter

[1970] 1983 On the Obsolescence of the Concept of Honour, in: Stanley Hauerwas, Alasdair MacIntyre (eds.), Revisions: Changing Perspectives in Moral Philosophy, Notre Dame (Indiana), Notre Dame University Press, 1983: 172–81

Berman, Marshall

2009 [1970] The Politics Of Authenticity. Radical Individualism and the Emergence of Modern Society, London / New York: Verso

Blankenburg, Wolfgang

1997 Zur Differenzierung zwischen Scham und Schuld, in: Kühn, Rolf / Raub, Michael / Titze, Michael (Hg.): Scham – ein menschliches Gefühl. Kulturelle, psychologische und philosophische Perspektiven. Opladen: Westdeutscher Verlag, 1997: 45–56

Brecht, Bertolt

1971 Über Politik auf dem Theater. Hg. v. Werner Hecht, Frankfurt / M.: Suhrkamp

1971a Me-ti, Buch der Wendungen. Frankfurt / M.: Suhrkamp

Breyer, Till

2006 Scham als Angst. Vergleichende Untersuchung zu Kierkegaards Entwurf eines Schambegriffs, in: e-Journal Philosophie der Psychologie, http://www.phps.at/texte/BreyerT1.pdf (Zugriff: 2021–12–03)

Campbell, Bradley / Manning, Jason

2014 Microaggression and Moral Cultures, in: Comparative Sociology, Volume 13, Issue 6: 692–726

Cejpek, Lukas (Hg.):

2004 Der Geschmack der Fremde. Wien: Sonderzahl

Chasseguet-Smirgel, Janine

1987 Das Ichideal. Psychoanalytischer Essay über die ›Krankheit der Idealität‹. Frankfurt / M.: Suhrkamp

Copjec, Joan

1994 The Sartorial Superego, in Joan Copjec, Read My Desire. Lacan against the Historicists. Cambridge, MA / London: MIT Press, 1994: 65–116

Crabbe, Megan Jayne

2018 Body Positivity – Liebe deinen Körper: vergiss Diäten und begrüße dein Leben, München: Knaur Balance

Creighton, Millie R.

1990 Revisiting Shame and Guilt Cultures: A Fourty-Year Pilgrimage, in: Ethos, Sep. 1990, Vol. 18, No. 3 (Sep., 1990): 279–307

Deleuze, Gilles

1985 Nietzsche und die Philosophie. Frankfurt / M.: Syndikat / EVA

1988 Spinoza. Praktische Philosophie, Berlin

Demuth, Volker
2016 Fleisch. Versuch einer Carneologie. Berlin: Mathes & Seitz
Diels, Hermann
1957 Die Fragmente der Vorsokratiker. Hamburg: Rowohlt
Diller, Vivian
2011 Is Photoshop Destroying America's Body Image? In: The Huffington Post, 07/08/2011, updated September 6th, 2011, https://www.huffpost.com/entry/photoshop-body-image_b_891095 (Zugriff: 2022–03–06)
Dinsmore, Emily
2016 The 10 Maddest Things Done by Students This Year, in: Spiked, 27. 12. 2016, http://www.spiked-online.com/newsite/article/the-10-maddestthings-done-by-students-this-year/19141#.WGpToCPhA9d (Zugriff: 2017–01–02)
Diogenes Laertios
1990 Leben und Meinungen berühmter Philosophen. 3. Aufl., Hamburg: Meiner
Dodds, Eric Robertson
1951 The Greeks and the Irrational. Berkeley & Los Angeles: University of California Press
Dolar, Mladen
1991 The Aesthetics of the Uncanny, in: Mesotes. Zeitschrift für philosophischen Ost-West-Dialog, Nr. 3/1991: 51–66
Dolar, Mladen et al.
2018 Janez Jansa and Beyond. Ljubljana: Aksioma, 2018
Duerr, Hans Peter
1988 Nacktheit und Scham. Der Mythos vom Zivilisationsprozeß, Band 1, 3. Aufl. Frankfurt / M.: Suhrkamp
Ehrenberg, Alain
[1998] Das erschöpfte Selbst. Depression und Gesellschaft in der Gegenwart. 2., erweiterte Auflage, Frankfurt, New York: Campus, 2015
2010 Depression: Unbehagen in der Kultur oder neue Formen der Sozialität, in: Kreation und Depression. Freiheit im gegenwärtigen Kapitalismus, hg. v. Christoph Menke / Juliane Rebentisch, Berlin: Kadmos, 2010: 52–62

Engels, Friedrich
[1885] Vorwort zum 2. Band des Kapital, in: Marx / Engels Werke (MEW), Bd. 24, Berlin / DDR: Dietz Verlag, 1963: 7–26
Evans, Dylan
1996 An Introductory Dictionary of Lacanian Psychoanalysis, London / New York: Routledge
Foucault, Michel
1975 Überwachen und Strafen. Die Geburt des Gefängnisses. Übers. v. Walter Seitter, Frankfurt / M.: Suhrkamp
Fourest, Caroline
2020 Generation Beleidigt. Von der Sprachpolizei zur Gedankenpolizei. Über den wachsenden Einfluss linker Identitärer, Berlin: Tiamat
Freud, Sigmund
[1912–13] Totem und Tabu, in: ders., Studienausgabe, Bd. IX, Frankfurt / M.: Fischer 1993: 287–444
[1916d] Einige Charaktertypen aus der psychoanalytischen Arbeit, in: ders., Studienausg. Bd. X, 11. Aufl. Frankfurt / M.: Fischer, 1997: 229–254
[1917a] Eine Schwierigkeit der Psychoanalyse, in: ders., Gesammelte Werke, Bd. 12. London: Imago Publishing, 1947: 3–12
[1917e] Trauer und Melancholie, in: ders., Studienausg. Bd. III, 6. Aufl. Frankfurt / M.: Fischer, 1989: 193–212
[1919h] Der Unheimliche. In: ders., Studienausgabe, Bd. IV, Frankfurt / M.: Fischer, 1989: 241–274
[1921c] Massenpsychologie und Ich-Analyse, in: ders., Studienausgabe, Bd. IX, Frankfurt / M.: Fischer, 1993: 61–134
[1923b] Das Ich und das Es, in: ders., Studienausgabe, Bd. III, Frankfurt / M.: Fischer, 1989: 273–330
[1926d] Hemmung, Symptom und Angst. Frankfurt / M.: Fischer, 1987
[1927d] Der Humor, in: ders., Studienausgabe, Bd. IV, 7. Aufl. Frankfurt / M.: Fischer, 1989: 275–282
[1930a] Das Unbehagen in der Kultur, in: ders., Studienausgabe, Bd. IX, Frankfurt / M.: Fischer, 1993: 191–270

[1940a] Das Medusenhaupt, in: ders., Gesammelte Werke, Bd. 12. London: Imago Publishing, 1947: 45–47.
Frazer, James George
1989 Der goldene Zweig. Das Geheimnis von Glauben und Sitten der Völker, Reinbek: Rowohlt
Frevert, Ute
2013 Vergängliche Gefühle. Göttingen: Wallstein Verlag
Furedi, Frank
2013 The free-speech crisis is not a right-wing myth, in: Spiked, March 13th, 2021
https://www.spiked-online.com/2021/03/12/the-free-speech-crisis-is-not-a-right-wing-myth/ (Zugriff: 2021–03–20)
2016 What's Happened to the University? A Sociological Exploration of Its Infantilisation, Milton: Taylor & Francis
Giglioli, Daniele
2015 Die Opferfalle. Wie die Vergangenheit die Zukunft fesselt. Berlin: Matthes & Seitz
Gransche, Bruno
2021 Wie technische Systeme aus uns schlau werden. Von maschineller Auslegung und Festlegung. In: Haux, Reinhold u. a. (Hg.): Zusammenwirken von künstlicher und natürlicher Intelligenz. Wiesbaden: Springer VS, 2021: 35–54
Greenblatt, Stephen
1995 Schmutzige Riten, in: ders., Schmutzige Riten. Betrachtungen zwischen den Weltbildern, Frankfurt / M.: Fischer 1995: 31–54
Han, Byung-Chul
2011 Müdigkeitsgesellschaft. Berlin: Matthes & Seitz
Hessel, Stéphane
2011 Empört Euch! Berlin: Ullstein
Hilgers, Micha
2006 Scham. Gesichter eines Affekts. Göttingen: Vandenhoeck & Ruprecht
2009 Die richtige Dosis Scham, in: Im Labyrinth der Seele. 100 Streifzüge durch die Psychologie, Weinheim (u. a.): Beltz Red. Psychologie heute, 2009: 78–80

Hilgers, Micha
2017 Scham, Schuld und Schuldgefühle, in: Sautermeister, J. (Hg.) Moralpsychologie. Transdisziplinäre Perspektiven. Stuttgart: Kohlhammer, 2017: 326–342

Huizinga, Johan
[1938] 1956 Homo ludens. Vom Ursprung der Kultur im Spiel, Reinbek: Rowohlt

Huppert, Daru
2019 Der Urvater und die Scham. Freuds Genealogie einer Demütigung, Vortrag an der Wiener Psychoanalytischen Akademie, 9. 1. 2019

Jacquet, Jennifer
2015 Scham. Die politische Kraft eines unterschätzten Gefühls. Aus dem Amerikanischen von Jürgen Neubauer, Frankfurt / M.: Fischer

Janssen, Gerd
1992 Der Begriff der Sublimierung und seine Bedeutung für Erziehung und Psychotherapie. Eine kritische Auseinandersetzung mit dem psychoanalytischen Sublimierungskonzept. Berlin: Verl. Für Tiefenpsychologie

Juvenal
2007 Satiren. Übers., Einf. u. Anhang v. Harry C. Schnur, Stuttgart: Reclam

[Juvenal] Iuvenalis, Decimus Iunius / Persius Flaccus, Aulus
2009 Juvenal and Persius. With an engl. transl. by G. G. Ramsay, London: Heinemann

Kenny, Anthony
1974 Wittgenstein. Frankfurt / M.: Suhrkamp

Kipnis, Laura
2015 Sexual Paranoia Strikes Academe, in: The Chronicle of Higher Education, Feb. 27, 2015, siehe http://laurakipnis.com/wp-content/uploads/2010/08/Sexual-Paranoia-Strikes-Academe.pdf (Zugriff: 2022–03–13)

Kleist, Heinrich von
[1810] Über das Marionettentheater. In: Kapp, Gabriele (Hg.): Heinrich von Kleist: Über das Marionettentheater. Studienausgabe. Stuttgart: Reclam, 2013: 9–17

Köhler, Andrea
2017 Scham. Vom Paradies zum Dschungelcamp. Springe: zu Klampen
Kuldova, Tereza
2018 The ›Ethical Sell‹ in the Indian Luxury Fashion Business. In: Blaszczyk, R. & Pouillard, V. (eds.): European Fashion. The Creation of a Global Industry, Manchester: Manchester University Press, 2018: 263–282.
Kuldova, Tereza / Sánchez-Jankowski, Martín (eds.)
2018 Outlaw Motorcycle Clubs and Street Gangs. Scheming Legality, Resisting Criminalization, London et al.: Palgrave Macmillan
Lacan, Jacques
[1962–63] 2004 Le Séminaire. Livre X. L'angoisse, 1962–63, ed. Jacques-Alain Miller, Paris: Seuil
[1969–70] 1991 Le Séminaire, livre XVII: L'envers de la psychanalyse, 1969–70, Paris: Seuil
[1973–74] 2001 Le Séminaire, livre XXI: Les non-dupes errant, 1973–74, Paris: Association Freudienne Internationale
Lechner, Elisabeth
2020 Beyond disgust: the postfeminist politics of body positivity, Wien (phil. Diss.)
Leiris, Michel
[1938] Das Heilige im Alltagsleben, in: ders.: Die eigene und die fremde Kultur. 2. Aufl. Frankfurt / M.: Syndikat, 1979: 228–238
Lohmann, Georg
2002 Schamlosigkeit und das Verschwinden immanenter Kritik. In: Synthesis Philosophica 34, vol. 17, fasc. 2 (Zagreb, 2002): 411–413
Lotter, Maria-Sibylla
2012 Scham, Schuld, Verantwortung. Über die kulturellen Grundlagen der Moral, Berlin: Suhrkamp
2021 Die Scham – schämen wir uns heute zu viel? Interview von Yves Bossart, in: Sternstunde Philosophie, SRF Kultur, 8. 6. 2021, https://www.youtube.com/watch?v=OdjmrDMfQPU (Zugriff: 2022–01–15)

Luck, Georg
1997 Die Weisheit der Hunde. Texte der antiken Kyniker in deutscher Übersetzung mit Erläuterungen, Stuttgart: Kröner

Malik, Kenan
2018 Gegen die kulturelle Wende, in: Johannes Richardt (Hg.): Die sortierte Gesellschaft. Zur Kritik der Identitätspolitik, Frankfurt: Novo Argument, 2018: 26–34

Malinowski, Bronislaw
1932 Crime and Custom in Savage Society. London, New York: Kegan Paul et al. siehe http://rcin.org.pl/Content/29211/WA004_20379_U6901_Malinowski-Crime_oh.pdf (Zugriff: 2021–03–22)

Marcuse, Ludwig
1972 Philosophie des Glücks. Von Hiob bis Freud. Zürich: Diogenes
1984 Obszön. Geschichte einer Entrüstung. Zürich: Diogenes

Marx, Karl
[1857] Einleitung [zur Kritik der politischen Ökonomie], in: Karl Marx / Friedrich Engels – Werke, Band 13, 7. Auflage, Berlin / DDR: Dietz Verlag, 1971: 615–641
[1867] Das Kapital. Kritik der politischen Ökonomie. Erster Band. Buch I: Der Produktionsprozeß der Kapitals, in: Karl Marx / Friedrich Engels: Werke (MEW), Bd. 23, Berlin: Dietz, 1984

Mbembe, Achille
2017 Kritik der schwarzen Vernunft. Berlin: Suhrkamp

McLuhan, Marshall
1994 Die magischen Kanäle. Understanding Media. Basel: Verlag der Kunst Dresden

Mead, Margaret
1937 Cooperation and Competition among Primitive Peoples, 1st ed., New York / London: McGraw Hill https://monoskop.org/images/3/34/Mead_Margaret_Cooperation_and_Competition_among_Primitive_Peoples_1937.pdf https://archive.org/details/cooperationandco033408mbp/page/n511/mode/2up

Miller, Susan

1996 Shame in Context. Hilldale, N. J., u. a.: Analytic Press

Milner, Jean-Claude

2017 L'enjeu de la République: le rapport droits de l'homme / droits du citoyen, http://www.mezetulle.fr/lenjeu-de-republique-rapport-droits-homme-droits-citoyen/ (Zugriff: 2022–01–08)

Montaigne, Michel de

2011 Essais. Erste moderne Gesamtübersetzung von Hans Stilett, Bde. I–III, München: Deutscher Taschenbuch Verlag

Müller-Herold, Ulrich

1999 Verfehlung, Schuld und Scham. Vom sittlichen Versagen in der Wissenschaft. In: Schabert, T. & Clemens, D. (Hg.): Schuld. München: W. Fink: 21–53

Nachtwey, Oliver

2016 Abstiegsgesellschaft. Über das Aufbegehren in der regressiven Moderne, Berlin: Suhrkamp

Nagle, Andrea

2018 Die digitale Gegenrevolution. Online-Kulturkämpfe der Neuen Rechten von 4chan und Tumblr bis zur Alt-Right und Trump. Bielefeld: transcript

NAME: readymade

2008 (Mit Texten von Blaz Lukan und anderen). Ljubljana: Moderna galerija

Nasio, Juan-David

1999 7 Hauptbegriffe der Psychoanalyse, Wien: Turia + Kant

Neckel, Sighard

2009 Soziologie der Scham, in: Schäfer, Alfred / Thompson, Christiane (Hg.): Scham. Paderborn: Schöningh, 2009: 103–117

Nietzsche, Friedrich

[1886] Jenseits von Gut und Böse, in: ders., Werke, Bd. III, hg. v. K. Schlechta, Frankfurt u. a.: Ullstein, 1984: 9–206

[1887] Zur Genealogie der Moral, in: ders., Werke, Bd. III, hg. v. K. Schlechta, Frankfurt u. a.: Ullstein, 1984: 207–346

Oehmke, Philipp

2016 Das PC-Monster, in: Der Spiegel 49/2016: 132–138

Otte, Rainer
2012 Wenn weniger mehr ist. Philosophie der Bescheidenheit. Berlin: Parodos
Pankow, Edgar / Peters, Günter (Hg.):
1999 Prometheus. Mythos der Kultur. München: Fink
Passmann, Sophie
2019 Alte weiße Männer: ein Schlichtungsversuch. 2. Aufl. Köln: Kiepenheuer & Witsch
Pernlochner-Kügler, Christine
2010 Körperscham und Ekel – wesentlich menschliche Gefühle. Münster
Perner, Achim
2003 Zur Unterscheidung von Depression und Melancholie. In: Jahrbuch für klinische Psychoanalyse 5. Tübingen 2003: 30–66
Peters, Günter
1999 System Prometheus. Aktuelle Inanspruchnahme eines Mythos. In: Pankow, E. / Peters, G. (Hg.): Prometheus. Mythos der Kultur. München: Fink, 1999: 13–34
2016 Prometheus. Modelle eines Mythos in der europäischen Literatur. Weilerswist: Velbrück
Pfaller, Robert
2002 Die Illusionen der anderen. Über das Lustprinzip in der Kultur, Frankfurt / M.: Suhrkamp
2008 Das schmutzige Heilige und die reine Vernunft. Symptome der Gegenwartskultur. Frankfurt / M.: Fischer
2009 Die Sublimierung und die Schweinerei. Theoretischer Ort und kulturkritische Funktion eines psychoanalytischen Begriffs, in: Psyche. Zeitschrift für Psychoanalyse und ihre Anwendungen, hg. v. W. Bohlerer, 63. Jg., Heft 7, Juli 2009: 621–650
2011 Wofür es sich zu leben lohnt. Elemente materialistischer Philosophie, Frankfurt / M.: Fischer
2012 Zweite Welten. Und andere Lebenselixiere, Frankfurt / M.: Fischer
2017 Erwachsenensprache. Über ihr Verschwinden aus Politik und Kultur, Frankfurt / M.: Fischer

2018 One For All, All For One: Janez Jansa. Theology and Magic of the Name and its Plural. In: Mladen Dolar, Jela Krečič, Robert Pfaller, Slavoj Žižek: Janez Jansa and Beyond. Ljubljana: Aksioma, 2018: 84–107

2019 The Three Moments of Comedy, in:
Jamila M. H. Mascat / Gregor Moder (eds.): The Object of Comedy. Philosophies and Performances, Cham: Palgrave Macmillan, 2019: 95–110

2019a »The Sub-Ego. Description of An Inferior Observing Agency«, in *Problemi*, 3(3) 2019: 143–156

2020a Blinde Flecken in der Queertheorie: »Essentialismus« und »Binarität«, in: texte. psychoanalyse. ästhetik. kulturkritik, Heft 2/20, 40. Jg.: 85–102

2020b Die Einbildungen. Das Zwiespältige. Die Geselligkeit. Vortrag im RadioKulturhaus aus Anlass der Verleihung des Paul Watzlawick Ehrenringes am 15. Oktober 2020, Wien: Picus Verlag (Wiener Vorlesungen, Band 199)

2020 Die blitzenden Waffen. Über die Macht der Form, Frankfurt / Main: Fischer

Rauterberg, Hanno

2018 Wie frei ist die Kunst? Der neue Kulturkampf und die Krise des Liberalismus, Berlin: Suhrkamp

Recalcati, Massimo

2011 L'uomo senza inconscio. Figure della nuova clinica psicoanalitica, Milano: Raffaello Cortina

Riesman, David / Denney, Reuel / Glazer, Nathan

[1950] 1958 Die einsame Masse. Eine Untersuchung der Wandlungen des amerikanischen Charakters. Reinbek: Rowohlt

Sahlins, Marshall

1999 What Is Anthropological Enlightenment? Some Lessons of the Twentieth Century, in: Annu. Rev. Anthropol. 1999. 28:i–xxiii
https://www.annualreviews.org/doi/pdf/10.1146/annurev.anthro.28.1.0 (Zugriff: 2021–03–22)

Sartre, Jean-Paul
[1943] Das Sein und das Nichts. Versuch einer phänomenologischen Ontologie, 8. Aufl. Reinbek: Rowohlt, 2002

Scheler, Max
1957 Über Scham und Schamgefühl. In: ders.: Schriften aus dem Nachlass 1: Gesammelte Werke 10: Zur Ethik und Erkenntnislehre. 1957: 77–90

Schultheiss, Carlo
1997 Scham und Normen. Überlegungen aus sozialwissenschaftlicher und analytisch-philosophischer Sicht, in: Kühn, Rolf / Raub, Michael / Titze, Michael (Hg.): Scham – ein menschliches Gefühl. Kulturelle, psychologische und philosophische Perspektiven. Opladen: Westdeutscher Verlag, 1997: 97–110

Seidler, Günter H.
1997 Scham als Mittlerin zwischen Innen und Außen: Von der Objektbeziehungstheorie zur Alteritätstheorie, in: Kühn, Rolf / Raub, Michael / Titze, Michael (Hg.): Scham – ein menschliches Gefühl. Kulturelle, psychologische und philosophische Perspektiven. Opladen: Westdeutscher Verlag, 1997: 127–144
2014 Scham, in: Wolfgang Mertens (Hg.): Handbuch psychoanalytischer Grundbegriffe, 4., überarb. u. erw. Aufl., Stuttgart: Kohlhammer, 2014: 827–829.

Sennett, Richard
[1974] Verfall und Ende des öffentlichen Lebens. Die Tyrannei der Intimität, 12. Aufl. Frankfurt / M.: Fischer, 2001

Sigusch, Volkmar
2005 Neosexualitäten. Über den kulturellen Wandel von Liebe und Perversion, Frankfurt / M. / New York: Campus

Simmel, Georg
[1901] Zur Psychologie der Scham, in: ders.: Gesamtausgabe, hg. v. Otthein Rammstedt, Bd. 1: Das Wesen der Materie nach Kant's Physischer Monadologie. Abhandlungen 1882–1884. Rezensionen 1883–1901, hg. v. Klaus Christian Köhnke, Frankfurt / M.: Suhrkamp, 1999: 431–442

Spinoza, Benedictus de
1976 Die Ethik. Nach geometrischer Methode dargestellt, Hamburg: Meiner
1986 Briefwechsel, 3. Aufl. Hamburg: Meiner
1990 Die Ethik, Stuttgart: Reclam
Tiedemann, Jens L.
2010 Die Scham, das Selbst und der Andere: Psychodynamik und Therapie von Schamkonflikten, Giessen: Psychosozial-Verlag
2013 Scham. Giessen: Psychosozial-Verlag
Tisseron, Serge
2013 Honte, in: Dictionnaire international de la psychanalyse. Concepts, notions, biographies, oeuvres, événements, institutions. Sous la direction d'Alain de Mijolla, [Paris]: Fayard, 2013: 793
Toscano, Alberto
2017 Fanaticism. On the Uses of an Idea, 2nd, expanded edition, London / New York: Verso
Tucci, Sonia / Peters, Jennifer
2008 Media influences on body satisfaction in female students, in: Psicothema 2008. Vol. 20, No. 4: 521–524
Ullrich, Wolfgang
2003 Tiefer hängen. Über den Umgang mit Kunst, 2. Aufl. Berlin: Wagenbach
Vandermersch, Bernard
2009 honte, in: Chemama, Roland / Vandermersch, Bernard (Hg.): dictionnaire de la Psychanalyse, [Paris]: Larousse, 2009: 249–251
Weber, Max
[1905] Die protestantische Ethik und der Geist des Kapitalismus, in: id., Gesammelte Aufsätze zur Religionssoziologie I, Tübingen: Mohr, 1988: 1–206
Weiß, Heinz
2008 Groll, Scham und Zorn. Überlegungen zur Differenzierung narzißtischer Zustände, in: Psyche 9/10, 2008: 866–886
Williams, Bernard
1993 Shame and Necessity. Berkeley: California University Press http://archive.ceu.hu/sites/default/files/field_attachment/event/node-21518/shame-and-necessity-ch1.pdf

Wittgenstein, Ludwig
1980 Philosophische Untersuchungen, 2. Aufl. Frankfurt / M.: Suhrkamp

Wurmser, Léon
2010 Die Maske der Scham. Die Psychoanalyse von Schamaffekten und Schamkonflikten, 6. Aufl. Frankfurt / M., Magdeburg: Klotz Verlag

Zitt, Christian
2008 Vom medialen Körperkult zum gesellschaftlichen Krankheitsbild. Zu den Zusammenhängen zwischen der Darstellung des weiblichen Körpers in Printmedien und Internet und Essstörungen. Wien: Praesens Verlag

Žižek, Slavoj
1986 Hegel mit Lacan, in: Wo es war 1/1986: 57–68
1991 Liebe Dein Symptom wie Dich selbst! Jacques Lacans Psychoanalyse und die Medien, Berlin: Merve
1993 Tarrying with the Negative. Kant, Hegel and the Critique of Ideology, Durham: Duke Univ. Press
1998 Ein Plädoyer für die ehrliche Lüge. Bill Clintons Affäre und das Gespenst des Urvaters, in: Die Zeit, Nr. 42, 8. 10. 1998: 72 https://www.zeit.de/1998/42/Ein_Plaedoyer_fuer_die_ehrliche_Luege/komplettansicht (Zugriff: 2021–03–22)
2001a Die gnadenlose Liebe, Frankfurt / M.: Suhrkamp
2017 The Courage of Hopelessness, Public lecture at Wiener Festwochen, Arbeiterkammer Wien, May 20th, 2017
See: https://www.youtube.com/watch?v=GbSLqgniSXw (Zugriff: 2022–01–08)

Begriffs- und Namensregister